INHALT

WOLFGANG WITTMANN

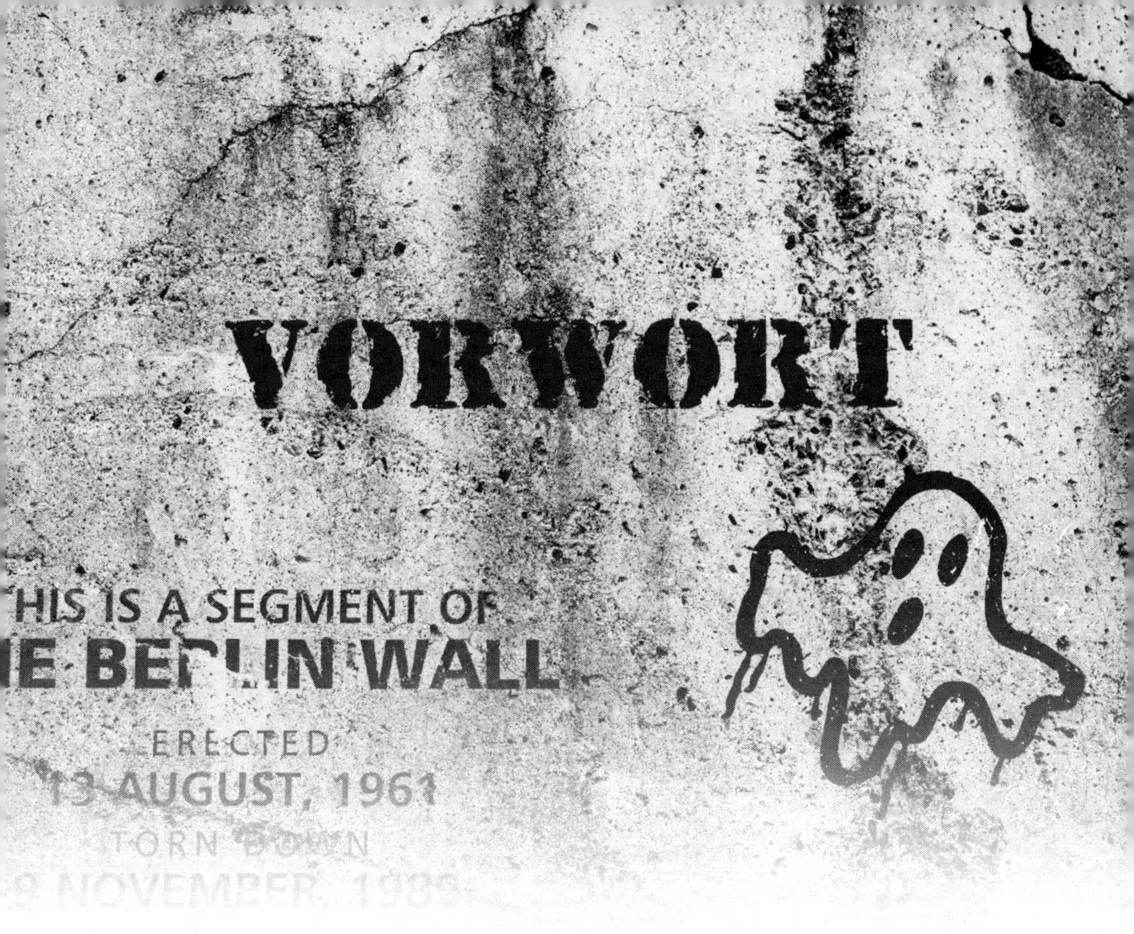

VORWORT

Seit 2006 bietet die Alice Salomon Hochschule Berlin den Master-Studiengang »Biografisches und Kreatives Schreiben« an. Studierende aus dem 16. BKS-Jahrgang, der 2021 startete, haben für diese Anthologie Texte gespendet.

Die enthaltenen Werke sind so unterschiedlich, wie die Menschen, die sie geschrieben haben. Das Spektrum reicht von Kurzgeschichten über Gedichte hin zu Essays und Raumstudien.

Alle Erlöse aus dem Verkauf dieser Anthologie kommen der Stiftung Bildung zugute.

Die Stiftung fördert Mitbestimmung und Vielfalt in der Bildung. Sie arbeitet unabhängig und eigenverantwortlich. Über ein Netzwerk von Fördervereinen an Kitas und Schulen wirkt die Stiftung direkt vor Ort.

Sie unterstützt die Beteiligten dabei, Ideen umzusetzen. Durch die Verbesserung der pädagogischen Bedingungen für Kinder und Jugendliche fördert die Stiftung Erziehung, Bildung und bürgerliches Engagement für gemeinnützige Zwecke. So trägt die Stiftung Bildung zur Veränderung der Gesellschaft bei.

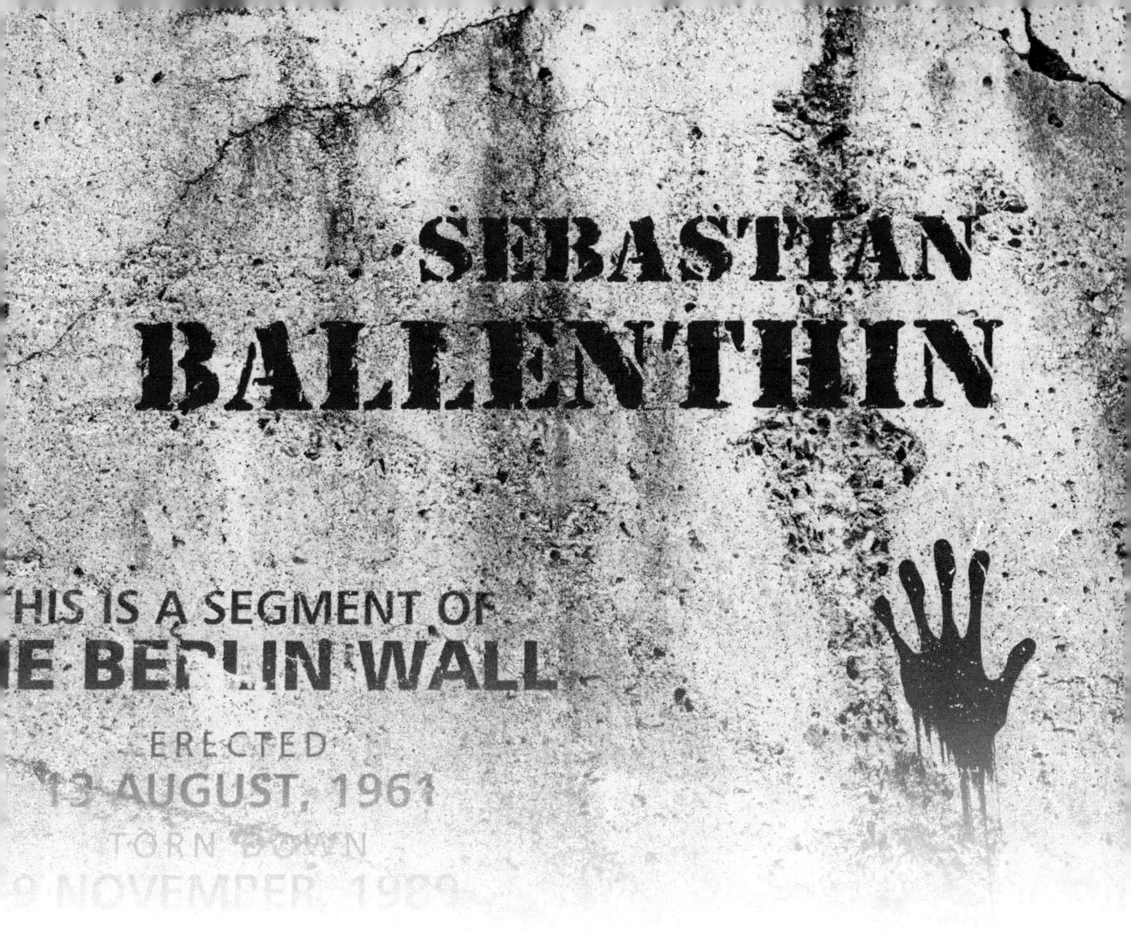

Sebastian Ballenthin (1963) begleitet das Schreiben seit seiner Jugend. Viele Stunden verbrachte er mit seiner »Mercedes«. Schwarz, fast unverrückbar, schaute ihn dieses Erbstück auffordernd an. Eine erste Liebeserklärung ans Schreiben, später kam die Fotografie hinzu. Ausbildungen als Fotograf, Werbe- und Mediengestalter folgten.

Das späte Studium Sozialer Arbeit eröffnete ihm eine bislang verborgene Hintertür. Schreiben kam erneut in sein Leben, nun sozial induziert. Was lag näher, als mit dem BKS-Studium weiterzumachen, noch dazu an der gleichen Hochschule? Schreiben ist ursprünglich, es kann einem nicht verloren gehen. Ein Geschenk also, darin professionell begleitet, den wunderbaren Texten der Studiengruppe lauschend, tiefer einzutauchen und eigene Inspirationen neu erkunden zu können. Eine Reise vom Wort zum Bild und zurück.

MORGENLICHT & RADIO

FREEWRITING

Goldfarben tastet sich die Herbstsonne über das Laub ins Bild vor dem Fenster. Raben treiben wie steinerne Brieftauben über den Himmel. Wie kann etwas Steinernes fliegen? Physikalisch gesehen muss die Beschleunigungsenergie größer sein als die Trägheit der Masse. Vielleicht ist es das Tiefschwarze der Vögel, das ihren Bauch wie mit einem Stein beschwert wirken lässt. Oder es ist die gleichzeitig schwerelos wie gewichtig erscheinende Bewegung ihrer Körper. Ich schreibe in Bildern, die Hand zuckt zwischen Toast, Kaffee und Stift. Nur unterbrochen vom Bestreichen der Brotscheiben mit Honig, ein kräftiges, ursprüngliches Bild, ein reiner, süßlicher Geschmack.

Im Radio quält sich eine Karawane durch ihre Erzählung. Auch hier tönen Krähenrufe, gepaart mit einer Kinderstimme: »Großvater sagt, dieser alte Stein sieht aus wie eine gebückte Frau. Darunter verstecke sich eine Quelle.« Sei vorsichtig und wecke nicht die Geister der Quelle. Die Tiere wurden einzeln zur Quelle geführt. Raben trinken aus Pfützen, Becken oder Bächen. Aber trinken sie auch aus kühlen Quellen? Ich hoffe nur, dass Großvater mit seinen zehn Tagen recht behält. Ich habe noch nie solch einen trockenen Sommer erlebt. Schaut mal ein Adler, er hält wohl nach Maultieren Ausschau. Wonach halten die Raben am Himmel Ausschau? Wonach halten sie Ausschau, wenn sie krächzend in den Zweigen hocken, noch halb verdeckt von den letzten Blättern des Herbstes.

Je größer das Buch, umso länger die Texte, umso größer der Abstand von schreibender Hand zum denkenden Kopf. Sieben Sonnen will ich vom Himmel holen, sonst nenne ich mich nicht einen Meisterschützen. Vögel wie schwarze Weihnachtsbaumkugeln in den Bäumen. Schwarze Weihnachtsbaumkugeln? Ein beruhigendes oder verstörendes Bild, überlege ich, um zum Schluss zu kommen – beides!

Zwischen den Zähnen knirschte es. Es war Tag. Die Luft voller Staub. Ringsum nichts als Sand. Jetzt konnten sie sich wieder erinnern. Aus dem Erzähler ist nun eine Erzählerin geworden. Briefe aus Stein, Botschaften aus der Zeit vor der Erfindung des Papiers. Wann wurden Brieftauben erfunden? Sicherlich erst nach der Erfindung des Papiers. Raben sind wie Boten aus alter Zeit. Sie ziehen wie steinerne Brieftauben über den Himmel. Immer wieder an den Fenstern vorbei. Jetzt seid ihr wieder da. Denkt ihr, dass wir heute Nacht weiterziehen können? Wir haben viel Zeit verloren. Keine Sorge, Raben mögen alt sein, aber verlässlich. Andere würden solche Märsche nicht überstehen. Unruhe macht sich breit. Ich scharre zwar nicht mit den Hufen, wie die Erzählerin gerade verkündet, aber der Spannungsbogen aus Radio, Textfragmenten, Schreibimpulsen und automatischem Schreiben senkt sich langsam merklich. Natürlich willst du leben. Aber wie? Raben zogen wie steinerne Brieftauben über den Himmel. Irgendwann gewinnt die Trägheit der Masse die Oberhand. Poetischer oder vielleicht auch magischer formuliert: Die Kraft der Anziehung nimmt ihren Lauf. Die abnehmende Beschleunigungsenergie hakt sich belustigt unter. Sie sorgt für eine sanfte Landung der wortschweren Brieftauben. Cousin, bist du hier? Der Adler ist gelandet. In der Stadt habe ich noch nie so viele Sterne gesehen. Ich bin kein Nomade. Ich bin ein Wanderer.

ARTHUR GEHT

KURZGESCHICHTE

Arthur stand vor der Wohnungstür und ahnte, er hatte etwas vergessen. Nein, diesmal war es nicht das Handy. Er fühlte in diesem Augenblick eine Art fehlende Berechtigung für sein Leben. Doch wer konnte sie erteilen außer ihm selbst? Vielleicht sollte er etwas Neues erkunden und den Eindrücken sprichwörtlich die Tür öffnen. Als ob diese vor seiner Tür Schlange stehen würden. Bei diesem Gedanken musste Arthur leise auflachen. Doch die Vorstellung entwickelte sich wie ein altes Polaroidfoto, welches erst langsam seine Konturen preisgibt. Zog man die Schutzfolie ab, startete man den Entwicklungsvorgang. Man wusste nie ganz genau: War es das oder kommt noch mehr Kontrast?

Warum also nicht einfach die Tür öffnen und die Schutzfolie abziehen? Schließlich war er nicht eingemauert im Haus. Er war frei. Allerdings bedurfte es dazu mehr, als die Wohnungstür zu öffnen und zu lächeln. Was hielt er da eigentlich in seiner Hand? Plötzlich: Zur Zoohandlung wollte er, das hatte er doch schon lange vor! Die Aufbruchsenergie versetzte Arthur in eine fast ausgelassene Stimmung. Seine Gefühle begannen zu zirkulieren. Das allein war schon viel für den heutigen Tag.

Energisch zog er die Wohnungstür auf. Die dämmrige Atmosphäre des Treppenhauses füllte das Rechteck der Türöffnung. Alles erschien ihm wieder fremd, dieses ewige »aller et retour«. Und nun? Der alte, wenn auch klapprige Fahrstuhl stimmte ihn zuversichtlich. Arthur machte einen Schritt auf das schwarzeiserne Fahrstuhlgitter zu. »Wenn ich nur die Neugier nicht verliere, dann ertrage ich fast jedes Vergessen«, flüsterte eine Stimme in seinem Kopf. Sein Kämpfergeist setzte sich durch. Er drückte die abgegriffene weiße Null auf schwarzem Bakelit. Der Fahrstuhl setzte sich mit einem tiefen Summen in Bewegung. Die Stockwerke zogen an den Scheiben des Korbes vorüber, Diagonale um Diagonale, unterbrochen von den Gedankenstrichen der Etagenpodeste. Drei zu Eins, Drei zu Eins, Drei zu Eins, Ruhe breitete sich in seinem Körper aus. So fühlte sich wohl ein Bergmann, wenn er in den vertrauten Schacht fährt. Dann schüttelte sich der Fahrstuhlkorb und kam zum Stehen. Arthur brauchte eine Weile, bis er sich den Öffnungsmechanismus der Fahrstuhltür untertänig machen konnte. Ein paar Schritte noch, dann trat er hinaus.

Sein Blick wanderte hinab zu seinen Händen, als ob sie die Gebrauchsanweisung für den heutigen Tag enthielten. Seine Linke umklammerte ein altes braunes Hundehalsband mit deutlichen Schimmelspuren. Es kam ihm bekannt vor, mehr nicht. Was wollte er mit einem alten Hundehalsband hier auf der Straße? Jeder Augenblick schien ihm unbekannte Geschichten zu erzählen. Doch welche waren wahr, welche eher nicht und welche offenbarten einen Sinn? Schlagartig war wieder alles da, von einer Sekunde auf die andere: Die Zoohandlung war sein Tagesziel! Ein neuer Hundegurt! Deshalb hielt er das alte Ding in seiner Hand, um die exakte Größe und Machart zu bestimmen. Manchmal war er doch gar nicht so deppert, wie er dachte. »Ein Hundegurt«, flüsterte er erleichtert, »wie passend! Damit der Hund nicht verloren geht, oder ich?« Arthur musste grinsen. Die Zoohandlung lag zehn Minuten abwärts Richtung Landstraße.

Nach ein paar Schritten vernahm Arthur ein Hecheln. Es kam näher und näher, er konnte allerdings keinen Hund entdecken. Plötzlich überholte ihn eine Frau mit zwei Jagdhunden, senkte lachend den Kopf, blickte auf den Hundegurt in seiner Hand und nickte ihm wissend zu. Die Tiere zerrten wie Schlittenhunde an ihren Leinen. Sie trug eine blaue englische Wachsjacke und ihre roten Haare leuchteten, wie er fand, in einem reizenden Kontrast dazu. Schwacher Parfümduft legte sich um Arthur – ein verlässliches Zugpferd für Zeitreisen. Arthurs Kopf wurde zum Kino, alte Erinnerungen nahmen darin Platz. Er bemerkte nicht, wie er fast blind weiterlief.

Das Telefon klingelt, und ihre Stimme spricht die Worte: »Willst du mit mir einen Hund begraben?« Eine Stimme, der er in ihrer Schönheit kaum widerstehen kann. Sie scheint seinen ganzen Körper auszufüllen wie ein Gefäß mit warmem Wasser. Sie hat etwas Forderndes, zugleich aber zutiefst Einladendes, und diese Mischung erzeugt das Besondere. Warum sollte er einen Hund begraben? Und welchen Hund noch dazu? Taina erklärt es ihm und bittet um seine starke Hand. Insgeheim muss er darüber lächeln, denn so schmal ihre Erscheinung ist, so kräftig können ihre Hände zupacken, so intensiv ihre Arme drücken. Er liebt ihre Umarmungen zutiefst, dieses feste, sich hingebende und zugleich haltende einer Balletttänzerin. Hatte er sich je so gemeint gefühlt?

Seine Empfänglichkeit für diese Art von Berührungen ist ihm bewusst. Als er eintrifft, liegt das Tier samt Spielzeug in seiner Decke, als ob es schlafen würde. Es ist groß, sehr groß. Gleich hinter den Pinien, nah am Feld und einen Meter tief wegen dem Wild, heben sie die Grube aus. Vorsichtig senken sie das Tier hinab. Als der Hund schließlich in seiner hellen Decke wie eine Mumie am Boden der Grube liegt, hält sie plötzlich inne, hebt ihren Kopf, schaut ihn an, lächelt sanft und sagt: »Ich liebe Dich!« Den Spaten noch in der Hand, ihr kariertes Hemd wie eine Bäuerin um den Bauch gebunden, ihr rotbraunes Haar über den freien Armen und Schultern zusammengesteckt. Himmel und Erde über Korsika entwickeln in diesem Augenblick eine spezielle Verbindung und legen den Grundstein zu Arthurs späterer Vorliebe für Hunde. Am nächsten Morgen bewegen sich sehr langsam ihre Hände aufeinander zu. Die Spannung, kurz bevor sich zwei getrennte Welten verbinden. Eine Spannung, die er sprichwörtlich begreifen kann, immer wieder. Etwas, das sich bis in seinen Kopf fortsetzt, sich dort entlädt und wie ein herabsinkendes Feuerwerk durch sämtliche Nervenbahnen zurückrieselt. Momente absoluter Schönheit und Intensität. Ein Geschenk, jemals so lieben zu dürfen. Die Liebe besteht zu drei Vierteln aus Neugier. Plötzlich schmerzt sein linkes Schienbein ungemein. Ein halbes Jahrhundert verdichtet sich in einem Augenblick.

»Vorsicht, junger Mann! Sie rennen mir ja gleich die Aufsteller um!« Die Verkäuferin des Taschenladens zupfte ihn energisch am Arm. Er war wohl ins Träumen und so ins Schleudern gekommen: Wo ist der Hund? Wo ist der Gurt? Wo ist die Hand, die ihn führt? Fast hätte ihn diese kurze Zeitreise zu Boden geworfen. Doch dank des resoluten Auftretens der Verkäuferin war er schnell wieder auf den Beinen. Der Taschenladen musste neu sein, genau wie diese schrecklichen Aufsteller überall, jeder Spaziergang ein Hürdenlauf!

Insgesamt kam er zu seiner Verwunderung jedoch gut voran. Schließlich stand er vor dem Zoogeschäft *Prochaska*. Er spürte erneut diese freudige Erregung. Sie fühlte sich inzwischen vertraut an. Neben der Zoohandlung hatte ein kleines Café eröffnet. Was sich alles verändert hatte seit seinem letzten Besuch hier! Er nahm die Hand, in der die alte Hundeleine baumelte, um die Türklinke herunterzudrücken und hätte sich um ein Haar in der Tür verfangen. Der rundliche Verkäufer schaute kurz über seine Brille, weil er das Geruckel an der Tür mitbekam. Dann erkannte er Arthur, und ein warmes Lächeln erschien auf seinem Gesicht: »Arthur! Dich habe ich lange nicht mehr gesehen! Wo ist denn Platon?« Arthur verstand nicht: Platon, Platon, wer soll das sein? Felix Prochaska bemerkte seinen ratlosen Gesichtsausdruck und ergänzte: »Nun aber, Arthur, Platon, dein Hund!« »Ach ja, richtig!« entgegnete Arthur lachend, um nur nicht den Verdacht aufkommen zu lassen, vergesslich zu sein. Er hielt ihm die schimmlige Leine unter die Nase und fügte schnell hinzu: »Ich brauche unbedingt eine Neue, so kann ich mit dem Hund unmöglich auf die Straße.«

»Wohl wahr!«, entgegnete Felix. Nebenbei lieferte es Arthur das perfekte Argument, warum er hier ohne einen Hund aufkreuzte. Er fühlte sich augenblicklich sicherer. Er war wieder halbwegs Herr seiner Geschichte, Platon hieß also sein Hund. I*ch sollte achtsamer mit dem sein, was ich angehe*, nahm sich Arthur vor. Einfach so unvorbereitet loszumarschieren, das konnte ihn in Bedrängnis bringen. Seine Gedanken tauchten mitunter aus dem Nebel auf wie verlassene Bushaltestellen. Er sollte mehr Ordnung in sie bringen!

Die freundlichen Augen von Herrn Prochaska ruhten abwartend auf ihm. Was nun? »Ein neues Hundegeschirr, diesmal gerne etwas Nordisches«, platzte es noch rechtzeitig aus ihm heraus. »Gute Wahl«, entgegnete Felix, »das passt zu Platon.« Er kam mit einem Hundegurt, wie er auch bei Schlittenhunden Verwendung hätte finden können, zurück. Arthur nahm den Gurt und war augenblicklich angetan. »Nur die Neugier nicht verlieren«, seine Lippen bewegten sich lautlos. »Was hast Du gerade gesagt, Arthur?«, fragte Felix besorgt nach. »Ach nichts«, antwortete Arthur, »ich nehme es!« Er umschloss den Gurt mit beiden Händen, um ihn genauer zu befühlen. »Das macht dann 59,80 €«, hörte er noch und »Grüß mir Platon!« Er bezahlte, lächelte und verließ schnell das Geschäft.

Als Arthur beschloss, ein neues Hundegeschirr zu kaufen, verband er damit eine Art Hoffnung. Die Herkunft dieses Gefühls entzog sich seiner genauen Kenntnis. Was blieb, war die Vorstellung einer führenden Hand. Allerdings gab es im Moment scheinbar nichts zu führen außer ihm selbst. Dieses schöne Stück Handwerk mit seinen karelischen Stickereien erinnerte ihn daran, die Führung nicht aus der Hand zu geben. Es war ein Sinnbild für Arthurs Entschluss, dem Leben verbunden zu bleiben. Er musste an seine Spaziergänge mit Platon und die Begegnungen denken. Wo Platon wohl war, wie es ihm jetzt ging? »Später«, korrigierte sich Arthur. »Weiterlaufen!« Seine Schritte führten ihn unbewusst zum Prater. Jedenfalls bemerkte er, dass er nicht auf dem direkten Rückweg zu seiner Wohnung war. Vielleicht sollte er im Halsband seine Adresse vermerken, falls er sie einmal vergaß oder sich wieder verlief. Er musste lachen. Arthur, der entlaufene Hund. Was hatte das Leben bloß aus ihm gemacht? Wer würde sich an ihn erinnern, wenn er es selbst schon nicht mehr konnte? Oder wollte?

Ein paar fette Krähen saßen wie Rosinen im Laub. Ihnen schien es heute zu windig für Abenteuer zu sein. Sie hatten ihren Frieden mit dem Tag gemacht, genau wie Arthur. Die Bewegung an der frischen Luft tat ihm gut, sie weckte längst vergessene Bilder in ihm. Der Zufall ist der Ort, an dem das Wunder nistet, eine Bestimmung, Aufgabe oder Verstehen offenbart und zurück auf die Spur des Lebens führt. Er war auf dem richtigen Weg, jedenfalls zum Prater. Der Hundewald und sein Feldherrenhügel kamen in Sicht. Er hatte diese kleine, unscheinbare Anhöhe des Überblicks wegen so getauft. Doch worüber, sein Leben etwa? Ja, heute ein wenig!

»Arthur … Arthur!« Woher kam diese Stimme? Er schaute sich auf dem Hügel um, konnte aber niemanden entdecken. »Arthur«, rief es erneut, diesmal hob sich dazu ein Arm, unten auf der Wiese, ein gutes Stück von ihm entfernt. Da musste jemand bessere Augen haben als er, denn vielmehr als eine Frauenstatur samt Hundebegleitung konnte er nicht erkennen. Er winkte freundlich zurück und wartete ab, was das Leben für ihn bereithielt. Nur die Neugier nicht verlieren! »Die Herzen sind schwach und die Liebe ist stark, geh'n wir Tauben vergiften im Park!« Woher nur ständig diese Bruchstücke in seinem Kopf kamen? Ihre Dosierung entschied über Gift oder Medizin. Sie konnten ihn lähmen oder beflügeln.

Plötzlich stand die Frau vor ihm, ihre beiden Hunde tasteten ihn neugierig ab. Die roten Haare und die blaue Wachsjacke, oh Gott, er hatte sie heute Vormittag gar nicht erkannt: Anna! Anna aus dem Tierheim! Was war nur mit ihm los? Manchmal fühlte er sich wie in einem Tunnel. Sie war ein wenig älter geworden, aber ihr Frohsinn hatte darunter nicht gelitten. Überschwänglich nahm sie ihn in den Arm: »Ich war heute Vormittag so in Eile, da ich zum Tierarzt musste und auch unsicher, ob du es warst.« Es schien ihr fast peinlich zu sein. Arthur genoss die Umarmung. Er kam ins Erzählen über die letzten Jahre und Anna berichtete Neuigkeiten aus dem Tierheim, seit sie ihm damals Platon vorstellte. Schließlich brachte sie ihn nach Hause. Er nahm dankbar einen der beiden agilen Hunde. Wie er ihn plötzlich durchs Leben zog. So schnell hatte er sich lange nicht mehr bewegen müssen. Ach, wie er das liebte! Zum Abschied vor seinem Haus rief Anna: »Du kommst nächste Woche ins Tierheim, versprochen?!« Arthur nickte so etwas wie ein Einverstanden.

Im Fahrstuhl fragte er sich: »Und jetzt?« Das schien die Sinnfrage des Augenblicks. Nun, dieser Tag zeigte ihm doch, dass nicht er dem

Vergessen ausgeliefert war, vielmehr hatte er *sich* dem Vergessen ausgeliefert. Seit Platon vor acht Monaten starb, hatte er es nicht mehr gewagt, die Wohnung zu verlassen. Zum Glück gab es die Caritas, er wäre sonst verhungert. Die Erinnerungen kamen wieder, sie waren nicht verloren. Mit ihnen allerdings auch ihr Schmerz: Frankreich, der liebe Alkohol. Seit Taina ihn vor vielen Jahren verlassen hatte, gab es nur Platon an seiner Seite – über ein Jahrzehnt Gemeinschaft. Als auch diese endete, fragte er sich einmal mehr nach der Ausrichtung seines Lebens. Kinder hatten sie nicht, die Jahre mit Taina in Korsika hatten es nicht ergeben. Für wen oder was lohnte es sich, noch zu leben? Der Fahrstuhl hielt an, er öffnete die Tür. Würde Platon sich an ihn erinnern? Bei Taina war er sich sicher. Doch das waren dann auch unangenehme Erinnerungen. Als Platon an seine Seite kam, hatte Arthur endlich mit dem Trinken aufhören können. Allerdings drehte sich das Rad wieder zurück, als Platon starb. Seine Einbildung, dement zu sein, half ihm dabei, sich aufzugeben. Warum auch nicht? Wer hatte ihn denn in guter Erinnerung, sodass er sich noch erinnern sollte? Halt, Schluss mit dem Selbstmitleid! Felix und Anna, die beiden erinnerten sich doch an ihn! Er freute sich auf das Tierheim. Er freute sich auf die Hunde und ihre nie versiegende Neugier. Er freute sich auf den Moment, wenn er einen von ihnen das neue Hundegeschirr anlegen würde und sich die Tür des Zwingers für sie beide öffnete. Ob Hunde träumten? Arthur träumte viel, doch vergaß er darüber sein Leben? Die Gedanken zogen in seinem Kopf vorüber wie ein alter Schmalfilm, dessen Ende manchmal von der Spule rutschte. Sie wiederholten sich und sprangen wild durcheinander. Er bekam ihr Ende nicht zu fassen. Er lief ihnen hinterher, ohne Orientierung zu bekommen.

Doch heute war etwas anders. Die frische Luft, die Sonne, die Gerüche, die Menschen, es waren kleine wirkungsvolle Veränderungen. Er erinnerte sich an ein Zitat: »Der Roman, den einer gelebt hat, ist noch immer eine unvergleichlich größere schöpferische Leistung als der, den jemand geschrieben hat.« Heute war es ein Vorwort, ab morgen der ganze Roman. Er spürte die Erschöpfung und musste einmal mehr lächeln. Wie schön das neue Hundegeschirr doch ausschaute.

Vergessen

Manchmal möchte ich
eintauchen in den Nebel
wie in den Mund der Vergangenheit
sprachlos zu suchen
nach wärmenden Strömungen
wie nach tanzenden Fäden
einer sich entfernenden Qualle
ganz im Gegensatz zur Unnachgiebigkeit
der Stacheln von Kakteen
fest verankert in den weich erscheinenden
Blättern der Erinnerung
der einzige Weg ihrer Herr zu werden ist
sie im Fleisch zu tragen
wie friedlich dagegen die tanzenden Nesseln
ihre langsam abnehmende Hitze
einer einst schneidenden Berührung

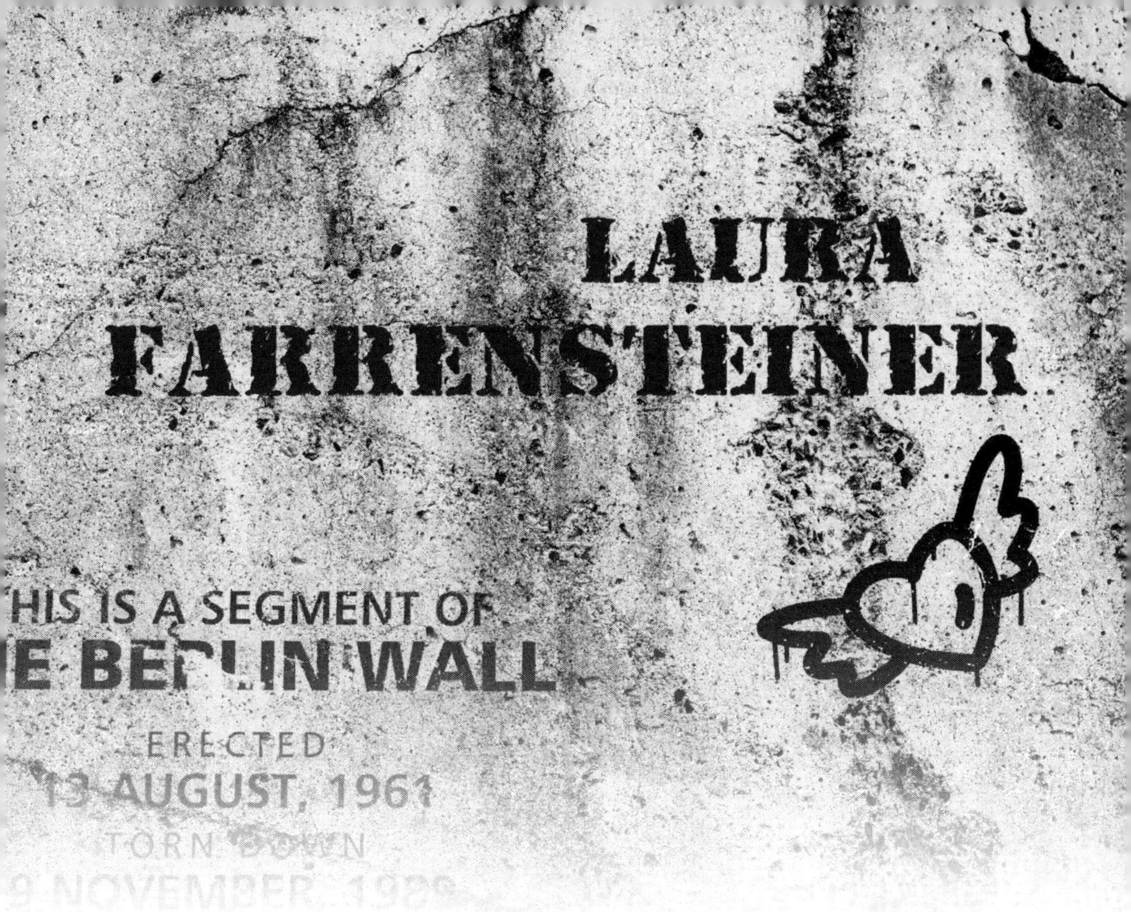

Laura Farrensteiner (1997) ist schon immer gerne in die facettenreiche Welt der geschriebenen Worte eingetaucht und betrachtet das Schreiben als Lebenskunst, eine Quelle der Poesie, eine Ausdrucksform der Kreativität und ein wirksames Mittel zur Selbsthilfe. Nach ihrem Abschluss in Kommunikationswirtschaft fand die Wahl-Wienerin in der Kommunikationsbranche ihre berufliche Heimat.

Ihre Liebe zum Schreiben zog sie in den letzten Jahren vermehrt in die Richtung des Kreativen Schreibens. Um sich darin weiterzuentwickeln, schloss sie 2022 den Lehrgang in Passion Writing am writers' studio ab und erwarb 2024 ihren Master-Abschluss in »Biografischem und Kreativem Schreiben« an der Alice Salomon Hochschule.

Seit ihrer abgeschlossenen Ausbildung bietet sie unter dem Pseudonym »Notizbucht« kreative und heilsame Schreibbegleitung an.

Schnelll(i)ebiges Berlin

Die U-Bahn zieht an ihnen vorbei
genauso wie das Leben und die Zeit
der Tag liegt zwischen Dämmerung und Dunkelheit,
darin sie zwei
zwischen Angst und Zärtlichkeit
gerne verliebt, doch lieber frei.

Das Großstadtgeflüster auf Dauerschleife,
während sie durch die Straßen streifen.
»Du bist mein Lieblings-Rapbeat, doch Techno mag ich
lieber.«
– der Ohrwurm aller Berliner.

Vom Ausziehen zum Weiterziehen
vom Finden zum Verlieren
vom Kommen zum Gehen
sehen sie sich wieder am Gleis stehen
er geht nach rechts, sie nach links
und mit Blick auf den leeren U-Bahn-Sitz
flüstert sie sich zu: »Was ist, wenn du mein Endziel bist?«

Zeitloses Wir

Wir zwei,
morgens um drei
Rotweinflecken leicht verwischt
an deinem Küchentisch.
Die restliche Welt schläft,
während sich hier unsere eigene dreht

Es ist drei Uhr acht
draußen ist nur die erdrückende Stille der blauen Nacht,
doch hier drinnen hört man unsere Worte fließen
die im leichten Gesprächsfluss ineinander gießen
Jedes Gefühl, das wir tauschen
ist wie ein sanftes Wellenrauschen,
bis die nächste Gedankenflut kommt
mündend bis zum tiefen Horizont

Um halb vier,
teilen wir unsere zu Wort gebrachten Gedanken auf Papier,
denn für uns ist Lyrik die grenzenlose Freiheit
in einer Welt voller Poesielosigkeit
schwarz auf weiß öffnen wir uns
zwischen den Zeilen liegt die wahre Kunst

Die Uhr schlägt vier Uhr sieben
mein Herz schlägt Wolke sieben
denn wir schweben, treiben, fliegen
und können nicht genug voneinander kriegen

Weitere Minuten vergehen
als die Zeiger auf vier Uhr dreißig stehen
doch ans Schlafen denken wir noch lange nicht,
denn ich liebe dein schönes Gesicht
im schummrigen Licht
und hoffe, dass noch eine weitere Stunde anbricht
gefüllt mit zarten Blicken, sanften Worten und einem
weiteren Gedicht

Die Zeit zieht weiter voran und das Leben an uns vorbei
doch jetzt gerade gibt es nur uns zwei
Durchs angelehnte Fenster zieht frostige Kälte rein,
wir frieren damit diesen Moment ein
und spüren zugleich unsere Herzen glühen
durchs pure Sein und rohe Fühlen

Dein Blick zieht mich an
und schon bald darauf aus
Unsere Herzen schlagen im gleichen Takt
so nebeneinander, halb nackt.
Sekunden werden zu Minuten zu Stunden
in denen wir uns erkunden
dabei vergessen wir das Gefühl von Zeit
denn das Jetzt zu zweit fühlt sich an wie Ewigkeit

MOMENTLICHKEIT

KURZGESCHICHTE

»Is this the bus to Faro?«

»No, across street«, antwortet der Mann in Uniform.

Lea dreht ihren Kopf und sieht drei identisch grüne Busse. *Wenn ich es in Australien geschafft habe, auf der linken Straßenseite in einem doppelspurigen Kreisverkehr zu fahren, werde ich jetzt auch das richtige Fahrzeug finden.* Wenige Minuten später sinkt sie in ihren Sitz und die Fahrt geht los. Ihr Spiegelbild reist im Fenster mit. Anfangs noch eingefangen von den bunten Mosaiken von Lissabons Straßen, verliert sie sich schon bald in der Szenerie der portugiesischen Landschaft, die durch die strahlende Aprilsonne in ein noch schöneres Licht gerückt wird.

Drei Stunden später kommt sie an und findet sich nach einer schnellen Google-Maps-Navigation und dem Check-In in einem 9-Bett-Hostelzimmer wieder. Außer ihr ist gerade niemand hier. Sie lässt Rucksack und Tasche aufs Bett fallen und ihren Körper gleich mit dazu, befreit die Füße von den Schuhen und schließt für einen kurzen Moment die Augen. Sie freut sich darauf, die nächsten Tage die Kleinstadt zu erkunden und dabei ohne Ziel und Plan dahin zu flanieren. *Einfach frei, einfach treiben, einfach sein.* Nach einer kurzen Verschnaufpause treibt sie die Neugier auf das Fremde immer mehr an und sie findet sich auf der Straße wieder. Das Stadtbild ist vor allem durch die Braun- und Beigetöne der Hauswände geprägt. Bunte Street-Art und auf die Fassaden geschmierte Zitate lockern die eher trockene Atmosphäre auf. Lea bleibt an den Worten »Nothing lasts, it's beautiful« in weinrotem Schriftzug auf einem heruntergekommenen Haus hängen. *Alles hat irgendwann ein Ende und die Vergänglichkeit erinnert daran, jeden Moment auszukosten.* Sie geht weiter und stößt in einer kleinen Quergasse auf eine Holzbank, über der in olivgrünen Worten »Recycle yourself« steht. *Als ob die Botschaft für mich geschrieben wurde.* In einem Supermarkt um die Ecke kauft sie sich Baguette, Hummus und Iced Coffee und schlendert damit in Richtung Küstenpromenade. Auf einem abgelegenen Rasen entdeckt sie eine Ziegelwand mit Blick aufs Meer. Sie klettert rauf, lässt sich zufrieden auf die warmen Steine nieder und steckt sich die Kopfhörer ins Ohr. *Musik an, Welt aus.* Die Kulisse verschmilzt mit dem Dämmerlicht zu etwas Schönem und Vertrautem. Sie verliert sich mit Augen und Gedanken im Lichter-Schauspiel und philosophiert dabei über das Leben. Lea genießt das Alleinsein. *Die Einsamkeit, die nicht Verlassensein bedeutet.* Als der Tag sich dem Ende neigt und Raum für die Nacht schafft, spaziert Lea zurück. Im Abendrot beginnt alles im verführerischen Licht der Nostalgie zu leuchten. *Alles ist wie früher, nur von allem ein bisschen mehr und ein bisschen müder*. Wieder im Hostel, schläft sie wenige Minuten später in ihrem Bett ein.

Am nächsten Morgen klingelt um sechs Uhr der Wecker. Lea streckt sich, um die Rückenverspannungen wegen der dünnen Matratze zu lösen. Sie ist schon länger wach. Mitten in der Nacht sind neue Gäste angereist, und das Ohrenwachs hatte leider nicht die erhoffte Wirkung gezeigt. Die in ihr schlummernde Neugier und Vorfreude auf den heutigen Tag bringen jedoch schnell ihre Seele und ihren Körper in Schwung. Sie hat sich vorgenommen, für eine Stand-Up Paddle-Tour zu den Benagil-Höhlen zu fahren. Als sie aufsteht, sieht sie im Fenster das sanftrosa und blaue Himmelszelt. *Ein Lichtspiel aus dem Osten. Das anbrechende Morgengrauen, in dem sich unendliche Möglichkeiten verbergen.* Mit Maulwurfaugen schlüpft Lea in ihre Schlappen und schlendert mit Zahnputzsachen und frischer Kleidung in Richtung Badezimmer. Frisch gewaschen und angezogen, packt sie ihren Rucksack mit

Snacks, Notizbuch und Kopfhörern und macht sich auf zum Bahnhof. Nach der Zug- und einer weiteren Busfahrt erwartet sie am Treffpunkt bereits ein buntes Gewurbel aus anderen Tourist*innen. Sie alle werden mit Wasseranzug und Stand-Up-Paddle ausgestattet, und schon geht es los, hinaus aufs Meer. Die nächsten Stunden gibt es für Lea nur das Brett, leichtes Wellentreiben und den Blick auf die Küste der Algarve. Ihre Gedanken treiben unbeschwert, seicht und ohne Richtung, so wie das Brett auf den Wellen. Nicht das übliche Gedankenkarussell an Gestern und Morgen, das es ihr so oft so schwer macht, im Jetzt zu sein. Augenblicklich hat sie nur den nächsten Paddelschwung im Blick, und das Einzige, was sie in ihrem Kopf hört, ist das Meeresrauschen. *Wenn Zeit- und Lebensgefühl eins sind.* Nach Abschluss der Tour macht sie sich mit erwärmter Haut und Gemüt wieder zurück auf den Heimweg und lächelt in Gedanken an das heutige Erlebnis. An das pure Sein im Augenblick. *Wie ein Moment Unendlichkeit ... Ein Stück Momentlichkeit.* Lea schmunzelt über den Begriff und speichert ihn in ihrer Gedankenschublade. Zuhause angekommen, lässt sie sich nach einer wohltuenden Dusche mit Handtuchturban und Schlabbershirt ins Bett sinken. Sie ist erschöpft, aber sehnt sich zugleich nach Abenteuern. *Würde ich mich trauen, allein loszuziehen? Oder jemanden anzusprechen?* Um ihre Haare zu föhnen, geht sie ins Gemeinschaftsbadezimmer und sieht ein schlankes Mädchen mit längeren, braunen Haaren, das gerade dabei ist, sich zu schminken. Sie blickt Lea kurz an, bevor sie sich wieder ihrem eigenen Spiegelbild zuwendet. Lea macht den Föhn an und lässt die Wärme durch ihre Haare blasen. Währenddessen versucht sie unauffällig, das Mädchen zu beobachten. *Was könnte ich sagen?* Als sie den Haartrockner abdreht und Stille im Bad einkehrt, dreht sich das Mädchen zu ihr und fragt auf Englisch nach der Uhrzeit. Lea freut sich, dass ihr Gegenüber mutiger ist als sie und antwortet ihr.

Das Mädchen fährt fort: »Are you going to the pub crawl tonight that the hostel is hosting?«

»I'm not sure, I've been awake since 6 am. I don't know anyone here so far and I feel more reserved than usually.«

Lea ist verunsichert, ob sie vielleicht zu viel geteilt hat, und hängt schnell hinten dran: »What's your name and where do you come from?«

Das Mädchen entpuppt sich als eine Hamburgerin namens Cäcilia. Lea wechselt ins Deutsche: »Ich heiße Lea und komme aus Wien.« Sie lächeln sich an und Cäcilia spricht weiter: »Jetzt kennst du ja mich und ich würde mich freuen, wenn du heute auch kommst. In meinem Zimmer habe ich einen Typen aus München kennengelernt, der auch dabei ist. Könnten uns gleich unten treffen, so in zehn Minuten?«

Lea nickt, während ihr Lächeln größer wird und ihre vor Schüchternheit leicht roten Wangen aus Freude ins Zartrosa wechseln. Auf dem Weg ins Zimmer würfelt sie gedanklich ein Outfit zusammen und zieht dieses, nach einem Wurf ihres gesamten Rucksackinhalts auf das Bett, schnell über. Unten angekommen, erblickt sie eine Ansammlung junger wartender Leute. Auch Cäcilia. Neben ihr steht ein Junge, der sich als Max vorstellt. *Das muss der Münchner aus ihrem Zimmer sein*. Sie bleibt an seinem Gesicht hängen, besonders an seinen grün-blauen Augen und an den braunen Haaren, die aus seiner Kappe hervorblitzen. Leas Hautfarbe wechselt wieder von Zartrosa zu Rot. Sie spürt leichtes Herzflattern. Doch bevor sich der Gedanke in ihrem Kopf einnisten kann, verfliegt er schon wieder. *Der hat doch eh kein Interesse an mir.* Der Pub Crawl-Guide unterbricht ihr Kopfkino und leitet den Start ein. Die kunterbunte Gruppe beginnt in der Lichterflut aus Straßenlaternen zur ersten Bar zu marschieren. Am ersten Halt angekommen, bestellen sich Lea, Cäcilia und Max Wein und Bier und lassen sich an einem alten Holztisch mit Hockern nieder.

Während sie sich unterhalten, gesellt sich ein junger Mann zu ihnen an den Tisch und stellt sich vor: »Hey, ihr redet ja auch Deutsch. Kann ich mich dazusetzen? Ich reise zum ersten Mal allein und freue mich über ein wenig Vertrautheit.«

Cäcilia rückt näher an Lea, sodass neben ihr Platz für einen weiteren Stuhl ist. Mit einem Lächeln setzt sich der Neuling hin und stellt sich als Felix aus Stuttgart vor. Bei dröhnender Musik und getrübtem Barlicht lernt sich die Tischrunde näher kennen. Max erzählt, dass er hier die nächsten Wochen Home-Office – *oder eher World-Office* – macht, aber vor allem zum Surfen lernen hier ist. »Wisst ihr, irgendwie überlege ich, die Firma meiner Eltern zu übernehmen und sesshaft zu werden, aber dann wache ich auf und will auf eine Insel auswandern, um neu anzufangen.«

Lea hört ihm gespannt zu. Das Konträre der beiden Pfade und die Ambivalenz – *die zwiespältige Sehnsucht* – kennt Lea von sich selbst. Am vertrautesten fühlt sie sich jedoch mit Cäcilia. In einem Zweiergespräch reden sie über vergangene Reisen, Hobbys sowie das Leben an sich, und es fühlt sich so an, als ob sie sich schon ewig kennen.

»Ich reise allein, um den Kopf freizubekommen und mal ein bisschen Abstand von allem zu haben. Schon seit Tagen habe ich einen Knoten im Bauch und fühle mich einfach nicht wie ich selbst. Ein Wechsel der Szenerie hilft mir da oft. Und mein nicht enden wollendes Fernweh wollte wieder mal gestillt werden. Immerhin gibt es da draußen noch so viel zu sehen und zu entdecken«, öffnet sich Cäcilia.

Lea erkennt darin viel von sich selbst, die nachdenkliche Art, die in ihr schlummernde Gefühlswelt und die treibende Sehnsucht, ob es da draußen noch mehr zu sehen gibt. *Friede, Freude, nach dem Sinn suchen.* Mit jeder neuen Location wird die Musik lauter, die Beleuchtung dunkler und die anfänglichen Unterhaltungen wechseln zu unverständlichen Gesprächsfetzen. Lea ist vom Trinken und Tanzen ganz warm geworden, ihr Gesicht glüht vor Lebensenergie. Weder ihre Seele noch ihr Körper spüren, dass sie bereits seit 22 Stunden wach ist. Immer wieder werfen Max und sie sich Blicke zu, die Lea nicht ganz einordnen kann. Im letzten Halt des Pub Crawls, einer kleineren und voll gefüllten Diskothek, bleibt die Gruppe bis zur Sperrstunde. Da die Vierer-Runde die Nacht noch nicht enden lassen möchte, kehren sie zusammen mit großem Appetit auf einen nächtlichen Snack ins Hostel ein. Felix und Lea beginnen mit viel Gelächter und wenig Balance die Kochlöffel zu schwingen. Zu viert stehen sie um die Pfanne und schlingen das Essen runter.

»Die Rühreier sind euch echt gut gelungen«, sagt Max mit vollem Mund und lächelt Lea an.

Als die Uhr schließlich sechs schlägt, verabschieden sich Felix und Cäcilia und steuern in Richtung Zimmer. Lea und Max bleiben zurück. Sie spürt, wie sie sich seit den letzten Stunden locker und unbeschwert fühlt und möchte den Moment – *die Momentlichkeit* – nutzen, also fragt sie: »Hast du Lust, auf die Dachterrasse zu gehen?«

Er nickt. Sie stürmen in die Frischluft hinaus und merken, dass es in Strömen regnet. Doch sie bleiben stehen und blicken sich an. Max kommt näher und küsst Lea. »Hast du Lust, bei mir zu schlafen?«, fragt er.

Sie blickt ihn an. *Würden sich die Shots von heute, morgen in einen Gefühlscocktail verwandeln?* Doch ohne den Gedanken zu vertiefen, nimmt sie ihn am Arm und gemeinsam steuern sie in sein Zimmer. Im stockdunklen Raum, bei sanften Schlafgeräuschen der anderen Gäste, kommen sie sich näher und schlafen schließlich Körper an Körper ein.

Als Lea am nächsten Morgen wach wird, ist sie noch nicht bereit, sich von der Nacht zu lösen. Sie hört, wie Max aus dem Bett klettert und öffnet ihre Augen. Mit einer Handbewegung zeigt er ihr, dass er nach draußen will. Als er weg ist, sucht sie ihre Kleidung und legt sie wie einen Schleier der vergangenen Nacht über sich. Sie kennt es schon aus vergangenen flüchtigen Bettgeschichten, dieses unausgesprochene Übereinkommen am Morgen danach. Der Wechsel der körperlichen Intimität zu emotionaler Distanz. *Ohne Erklärung. Fast ohne Schmerz.* Sie verlässt das Zimmer, und bevor sie sich im Gedankensturm verwehen kann, steht Cäcilia vor ihr. Sie wünscht Lea einen guten Morgen. *Ob sie mir meine schlaflose Nacht ansehen kann?* Die beiden beschließen, in die Stadt zu gehen, und finden ein charmantes kleines Café im Zentrum. Cäcilia hat ihren Laptop dabei, um Mails zu beantworten, Lea ihr Notizbuch. Sie will ihre herumwirbelnden Gedanken in poetische Textfetzen und Liebeslyrik verwandeln. *Die ungebundene Zweisamkeit war zwar oft leicht zu bekommen, doch schwer bekömmlich.* Die Konzentrationsspanne hält nicht lange an, und die beiden tauchen in einen Kaffeeguss und Gesprächsfluss ein. Lea erzählt von letzter Nacht und Cäcilia erzählt mehr von dem Knoten im Bauch, den sie auch die Nacht zuvor schon kurz erwähnt hatte: »Ich habe mich kürzlich von meinem langjährigen Freund getrennt. Mit der Zeit habe ich mich selbst immer mehr verloren, nur um ihn nicht zu verlieren.«

Lea spürt ihr die Frische des Herzschmerzes an, aber auch die Sicherheit ihrer Entscheidung. Ihr kam das beschriebene Gefühl nur selbst zu bekannt vor.

»Hast du gerade jemanden in deinem Leben?«

Lea zögert kurz und antwortet: »Nicht so wirklich. Ich entwickle gerne Gefühle, wo keine Hoffnung auf mehr ist. Aber ich möchte nicht mehr nur *ein Teil* des großen Ganzen sein, das Zwischendrin. Ich *wäre* gerne einmal das große Ganze.« Lea hatte die letzten Tage versucht, die Realität auszublenden, wenn möglich sogar daraus auszubrechen. *Eine Flucht in eine neue Innerlichkeit.* Lea schenkt Cäcilia ein aufmunterndes Lächeln und sagt: »Die Suche nach der Liebe ist irgendwie blödsinnvoll.«

Cäcilia beginnt zu lachen und wechselt das Thema: »Hast du Lust, dass wir wieder einmal zusammen verreisen?« Kaum ist die Frage gestellt, beginnen sie, gemeinsame Reisepläne zu schmieden. Als sie ein wenig später wieder in der Unterkunft ankommen, treffen sie auf Max und Felix.

»Wollt ihr gemeinsam Abendessen kochen?« fragt Felix und stößt auf allseitige Zustimmung. Im Supermarkt nebenan kaufen sie alles für Gemüsepasta und zaubern in nur wenigen Minuten das fertige Gericht. Sie machen es sich gemeinsam im Aufenthaltsraum gemütlich, teilen Geschichten aus der Kindheit, betrunkene Erinnerungen und lustige Anekdoten. Lea genießt es, unter Gleichgesinnten aufzublühen, anstatt wie so oft im gesellschaftlichen Alltagstrott zu verwelken. Irgendwann wirft Max die Frage »Wie wär's, wenn wir morgen surfen gehen?« in die Runde. Cäcilia, Felix und Lea haben es zwar noch nie gemacht, sind aber neugierig darauf, es zu probieren und willigen erfreut ein. Gegen Mitternacht kehren sie in ihre Zimmer zurück, um schlafen zu gehen. Lea fällt erst jetzt auf, dass sie den ganzen Tag nicht einmal am Handy war. *Ich wünschte, ich wäre immer so glücklich.* Sie tagträumt, bis ihr schließlich die Augen zufallen.

Am nächsten Morgen weckt sie der prasselnde Regen, der ans Fenster schlägt. Doch schon beim gemeinsamen Frühstück blitzen einzelne Lichtbündel aus den grauen Regenwolken hervor, und der Surfstunde steht nichts mehr im Weg. Es dauert eine halbe Stunde bis zum Strand, wo bereits die Instruktoren auf die Kleingruppe warten und sie mit Neopren-Anzug und Surfbrett ausstatten. Sie beginnen abseits der überwältigenden Flutwellen an einem seichten Meeresarm mit einfachen Aufwärm-Übungen, um mit dem Brett und dem Wasser vertraut zu werden. Lea fühlt sich anfangs wie ein kleiner Dackel, der aufgeregt versucht, wieder Land zu gewinnen. Doch nach und nach spürt sie mehr Sicherheit.

»Now we will go to the sea and one by one, you will go into the water with me and catch a wave.« Den letzten Satzteil betont der Lehrer mit einem Zwinkern.

Lea nimmt drei tiefe Atemzüge. *Während ich oftmals gerne an einer einsamen Insel stranden möchte, will ich mich heute trauen, mit den anderen Wellenreitern zu tanzen.* Sie ist nach Felix an der Reihe, packt ihr Brett unter ihren linken Arm und folgt dem Lehrer in die tobende Weite. Dieser kann ihr zwar grobe Anweisungen geben, doch sie ist auf sich allein gestellt. Sie nimmt einen kräftigen Armschwung nach dem anderen. »Now!«, hört sie aus der Ferne. Lea dreht sich leicht zur Seite und sieht eine große Welle auf sich zusteuern. *Zeit für einen Mutausbruch!* Sie folgt dem Rhythmus der Welle und steht plötzlich auf dem Brett. Es dauert nur circa fünf Sekunden, bis sie von der Wasserkraft überwunden und von der Strömung mitgerissen wird. Sie ringt sich an die Oberfläche und lechzt nach Luft. Mit Salz in den Haaren und einem breiten Grinsen im Gesicht wandert sie zu den anderen zurück, wo auch Cäcilia mit einem Lächeln und einem High Five auf sie wartet.

»Gut sahst du aus!«, ruft ihr Felix zu, während sich Lea im Sand niederlässt.

Cäcilia ist die Nächste. Als auch Max seinen Wellenritt beendet hat, kehren sie zur Stärkung in ein Strandcafé ein, und schließlich zurück zum Hostel. Es ist ihr letzter gemeinsamer Abend. Felix und Max werden noch für eine weitere Woche da sein, für Cäcilia geht es weiter nach Lissabon und für Lea nach Hause. Doch daran will sie jetzt noch nicht denken. Auch nicht daran, dass sie um sechs Uhr aufstehen muss, um den Flieger zu erwischen. Sie gehen in eine Bar, die sie bereits vom Pub Crawl kennen. Lea nimmt neben Max Platz. Sie tauchen in einen Dialog über Familie und Liebe ein. Sie findet es schön, dass er beginnt, sich ihr zu öffnen. *Doch ich glaube, er wird eine Gedichtzeile bleiben, kein ganzes Kapitel.* Felix verlässt schließlich als erster die Runde und ruft Lea im Gehen zu: »Wir sehen uns mal in Wien!«

Max, Cäcilia und Lea ziehen in kleinerer Runde weiter. Die restliche Nacht zieht in rasanter Geschwindigkeit an ihnen vorbei. Die Realität verblasst, während sie sich von der Tanzmenge und Musikkulisse immer mehr mitziehen lassen. Sie bleiben bis in die frühen Morgenstunden, bis es Zeit wird, aufzubrechen und sich zu verabschieden. Lea begleitet die beiden noch auf ihr Zimmer. Max und sie umarmen sich zuerst. Dann wendet sie sich Cäcilia zu. Sie halten sich fest in den Armen, und Lea bedankt sich für die letzten Tage.

»Wir sehen uns ganz bald«, sagt Cäcilia.

Lea spürt, dass sie hier nicht an einem Wiedersehen zweifeln muss. Sie geht durch den dunklen Flur bis zu ihrem Zimmer, schließt die Türe hinter sich und hält einen Moment inne. *Man weiß einfach nie, was kommt, und das kann manchmal echt schön sein.* Endlich im Bett blickt sie auf ihr Handy, in zwei Stunden muss sie wieder aufbrechen. Gefühlt einen Wimpernschlag später klingelt auch schon ihr Wecker. Sie ist in verschlafener Trance, alles fühlt sich leicht surreal an. Es ist Zeit aufzubrechen. *Bruch. Wolkenbruch. Tagesanbruch. Aufbruch. Brüche müssen nicht immer schlecht sein.* Sie packt ihre Sachen zusammen und ruft sich ein Taxi zum Flughafen. Die frische Morgenluft erwischt sie wie ein Eimer kaltes Wasser. Am Gate angekommen, dreht sie die Musik laut auf und durchlebt in ihrem Kopfkino die letzten Tage nochmal. *Ich verlasse diesen Ort mit mehr Sand als Sorgen im Gepäck.* Sie holt ihr Handy hervor. Bevor sie auf Flugmodus stellt, schickt sie eine Nachricht an Cäcilia: »Lass uns gemeinsam die Momentlichkeit dieser schönen Welt einfangen.«

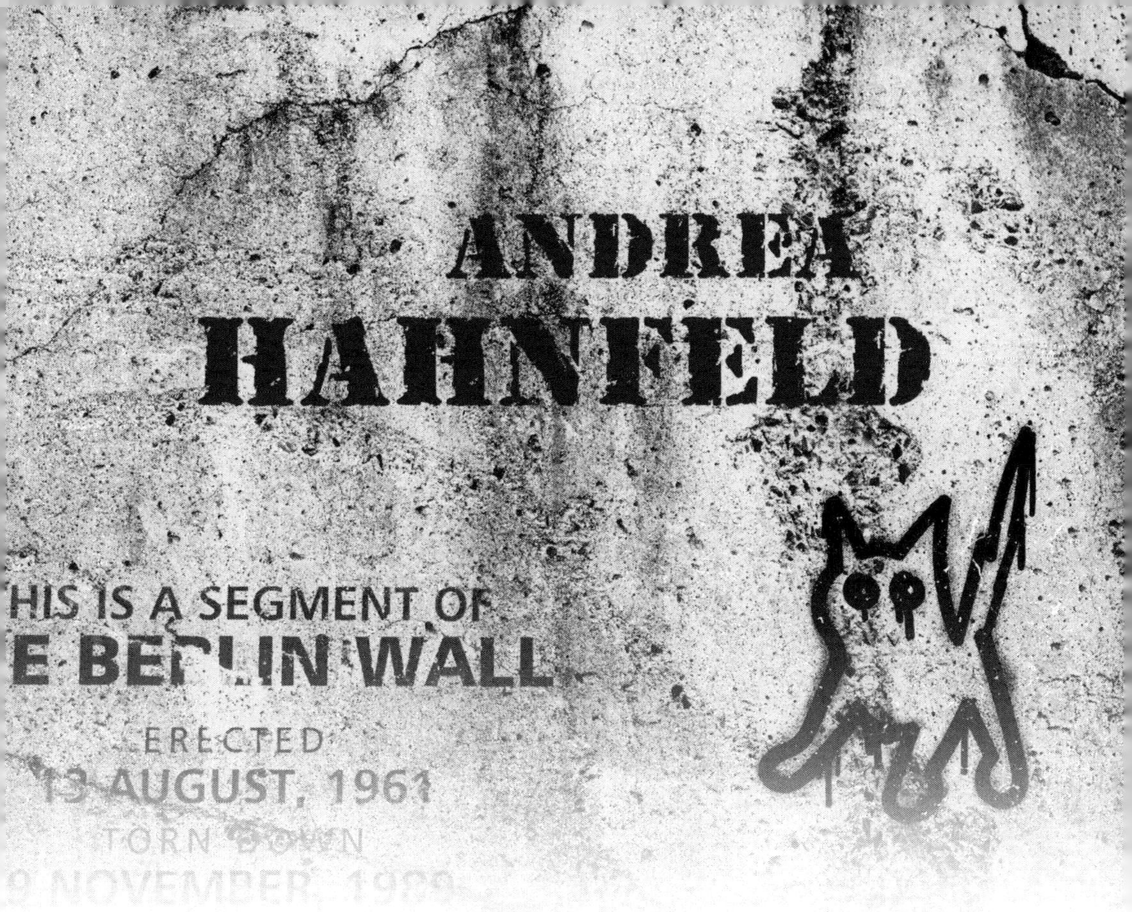
ANDREA
HAHNFELD
HIS IS A SEGMENT OF
E BERLIN WALL
ERECTED
13 AUGUST, 1961
TORN DOWN

Andrea Hahnfeld (1977) gehörte zu der Sorte von Autorinnen, die gerne auf das Geschriebene zurückblickten, aber das eigentliche Schreiben als eine Art von freiwilliger Folter empfanden. Nicht unbedingt die beste Voraussetzung für eine angehende Romanautorin, wie sie selbst fand.

Ein Fingerzeig des Schicksals führte sie nach Berlin. Dort entdeckte sie den Master-Studiengang »Biografisches und Kreatives Schreiben« – und damit quasi ihre persönliche Schreibtherapie. Im Laufe des Studiums hat sie nicht nur mehr über Schreibprozesse erfahren, sondern auch wertschätzendes Feedback lieben gelernt und sich ihre innere Kritikerin zur Freundin gemacht.

Inzwischen schreibt die Autorin nicht nur befreiter. Sie überlegt sogar, selbst Schreibkurse anzubieten.

SPURLOS

KURZGESCHICHTE

»Einatmen, Ausatmen, die Hände fest am Steuer – von der Magie auf einen Wegweiser zuzurollen.«

•••

Kurz vor Mitternacht erreiche ich das Schild. Ein mürrischer Rabe hält darauf Nachtwache. Mit dem schwarzen Schnabel hackt er auf das Blech ein. *STOP!* schreit das Schild. Doch die Warnung wirkt halbherzig. Sein Signalrot ist bereits vor Stunden ergraut.

Ungeduldig warte ich, bis es passiert. Meine Finger morsen kryptische Nachrichten aufs Lenkrad. Lange muss ich mich nicht gedulden. Pünktlich dreht mir der Rabe sein Hinterteil zu, lässt ein Häufchen fallen und ein weißer Streifen rinnt zäh das Schild hinab. *TOP!* denke ich mir, als das S endlich durchgestrichen ist. *Das ist meine Ausfahrt! Hier muss ich raus. Jetzt!*

Ich schaue in den Rückspiegel, drehe ihn so, dass er den Großen Wagen hinter mir reflektiert. Dann verlängere ich die gedachte Linie zwischen Merak und Dubhe, bis ich ihn habe: den Nordstern. *Dub* heißt *Bär* auf Arabisch. Hab' ich mal irgendwo gelesen.

Mit zusammengekniffenen Augen taxiere ich den Nordstern. Süden ist links. Links ist Dickicht, das im Übrigen sein Bestes tut, seinem Namen gerecht zu werden. Null Ahnung, was dahinter liegt. Aber genau da muss ich hin. Ich greife mit beiden Händen fest ums Steuer, atme ein, atme aus. Dann lege ich den ersten Gang ein und biege ab. »Sorry, Kleine, jetzt wird's holprig«, warne ich meinen Käfer und gebe Gas. Zweige und Blätter klatschen wie Ohrfeigen gegen die Windschutzscheibe. Dann liegt das Gestrüpp hinter mir und vor mir weites Feld. Unverdächtig. Aber so ist Magie. Tarnt sich als Normalität. Geht nicht anders.

Im Rückspiegel zwinkert mir der Nordstern zu. Ich fühle mich wie ein alter Seefahrer, wie ich mich so von ihm wegbewege. Im Schritttempo. *Rase nie auf unbekanntem Gelände!* ermahne ich mich und grinse. *Zumindest nicht zu früh,* setze ich in Gedanken dazu. Mein Blick fällt auf den roten Schalter, den nur meine Kleine hat. Marke Eigenbau. Der Schalter, nicht die Kleine.

Ich schaue auf den Tacho. Die Nadel hängt irgendwo zwischen Null und Zwanzig. Ich werd' das Gefühl nicht los, dass ich genau siebzehn Stundenkilometer fahre. Vielleicht, weil ich die ganze Zeit auf den Nordstern schaue, um die Richtung nicht zu verlieren. Auch der Nordstern bewegt sich mit siebzehn Kilometern. Allerdings pro Sekunde. Immerhin von der Erde weg. Wie ich.

In dieser mondlosen Nacht ist er mein Leitstern. Zu dem Ort, zu dem ich fahre, führen keine Schilder. Es ist ein magischer Ort. Nur wer den Weg kennt, findet ihn. Vielleicht.

Während ich so über die Brache zuckle, hopple ich in meinem Sitz auf und ab, was das Navigieren nicht gerade erleichtert. Vom Weg abkommen wäre nicht gut. Gar nicht gut. Ich reiße die Augen auf, um besser zu sehen. Doch um mich ist kaum Licht. Auch die Nacht wird ihrem Namen gerecht. Ist finster wie sie selbst. Plötzlich fühle ich mich einsamer als sonst. Mir ist nach Radio. Ich schalte ein. Statisches Knistern. Bin ich schon auf der anderen Seite? Unmöglich!

Gefühlvoll drehe ich den Knopf nach rechts, bis ich auf Empfang stoße. Aus dem Äther tönt mir *Go your own way* von Fleetwood Mac entgegen. Passt! Ich drehe lauter. *Entspann dich. Was soll schon schiefgehen? Du kennst den Weg?* Check. *Es ist die richtige Nacht?* Check. *Das wird. Kein Zweifel.* Und doch …

Ehe die Vernunft ihre Stimme findet, um mich zu zermürben, steht der Nebel vor mir. Eine Wand aus Nichts. Zur richtigen Zeit am richtigen Ort zu sein, beruhigt ungemein. Die Nebelwand sieht harmlos aus. Nur weiße Luft. Doch das trügt. Hier endet die Welt. So oder so. Wenn ich die Wand nicht mit exakt 88 Meilen pro Stunde durchbreche, dann macht sie mich platt, diese weiße Luft. Ich habe gerechnet und mehrmals nachgerechnet. Mit Taschenrechner! 88 Meilen pro Stunde, das sind 141,62 Stundenkilometer.

Entschlossen drücke ich das Gaspedal durch, schalte zügig in den höchsten Gang. Meine Kleine ruckelt gefährlich. Ich bete, dass die Achse hält.

Hinter der Wand liegt ein Ort, der so geheimnisvoll ist wie der Weg, der zu ihm führt. Nur so viel ist bekannt: Wer die Wand durchbricht, verschwindet. Spurlos. Vielleicht durchstößt er den Raum. Vielleicht die Zeit. Vielleicht beides. Ich werde es herausfinden.

Die Nadel zittert bei 100 Stundenkilometer. Meine Kleine braucht Hilfe. Ich lege den roten Schalter um und zünde die selbst gebastelte Pulverrakete. Der Schub drückt mich in den Sitz. Und dann durchbreche ich das weiße Nichts. Mit exakt 141,62 Stundenkilometer…

POLIZEIMELDUNG

Am 31. Oktober kam es an der Grube Südende zu einem schweren Unfall. Nachdem Anlieger eine laute Explosion gehört und die Polizei verständigt hatten, fanden die angerückten Rettungskräfte ein ausgebranntes Fahrzeug (Typ: VW Käfer) am Grund des stillgelegten Tagebaus. Der Unfallhergang wird derzeit von Spezialkräften vor Ort rekonstruiert. Wie der Einsatzleiter mitteilt, wird zum jetzigen Zeitpunkt davon ausgegangen, dass gegen 0:30 Uhr der PKW aufgrund von starken Bodennebeln die ehemalige Abbaukante überfahren hat. Das Fahrzeug ist zwanzig Meter in die Tiefe gestürzt, hat sich mehrmals überschlagen und ist beim Aufprall explodiert. Weshalb sich das

Fahrzeug überhaupt in der Nähe der Grube befunden hat sowie die Ursache der starken Explosion, sind derzeit noch ungeklärt. Die Rettungskräfte fanden das Wrack verlassen vor. Vom Fahrzeugführer fehlt jede Spur. Eine erste Suche in der näheren Umgebung des verunglückten Fahrzeugs blieb erfolglos. Die Gegend wird bei Tagesanbruch mit Spürhunden weiträumig abgesucht.

»Wir gehen davon aus, dass der Fahrzeugführer während des Unfalls aus dem Wagen geschleudert wurde. Da Hinweise auf Sprengstoffrückstände gefunden wurden, können wir gegenwärtig ein Verbrechen nicht ausschließen«, so der Einsatzleiter.

Die Polizei sucht dringend Zeugen. Hinweise zum Unfallgeschehen und zum Verbleib des Fahrzeugführers nimmt die Polizei Südende entgegen.

Der nächste Moment

Durch die Welt bin ich gefallen
in einen tiefen Schacht
mit einem Fläschchen
Trink mich! Trink mich nicht!

Nach einem solchen Sturz
steht es sich leichter
auf hartem Grund.

Gestern war das Leben
noch gewöhnlich.
Heute bin ich schon gewöhnt,
Seltsames zu umarmen.
Im schönsten Garten stehe ich,
gelehnt an eine Butterblume
und zupfe Gänseblümchen.
Ich bin.
Ich bin nicht.
Wer bin ich?
Wenn nicht ich?

Verquer komme ich mir vor,
wo ich plötzlich zwei bin.
War ich beim Aufstehen vielleicht
schon längst die Andere?

Ich betrachte die blaue Raupe,
die Wasserpfeife raucht
und frische Wölkchen
in den Himmel schmaucht.
So klein wie jetzt
war ich noch nie!
Ich sehe höher,
fühle tiefer.
Wozu macht mich
der nächste Moment?
Schiebt er mich zusammen?
Oder macht er mich weit?
Im Herzen und im Sinn?

Gestern war ich
noch gewöhnlich.
Heute fasse ich mir ein Herz –
und bin alles, was ich will.

DIE NACHVERHANDLUNG

DIALOG-ÜBUNG

Germaine fühlte sich, als trüge sie unter dem Jackett ihres Marlene-Anzugs ein Schulterhalfter mit geladener Waffe. Mächtig. Unbesiegbar. Selbstbewusst setzte sie sich Wassili gegenüber, schlug die langen Beine übereinander, steckte die Hände in die Hosentaschen und schwieg. Sie war ohne anzuklopfen eingetreten, hatte ohne zu fragen Platz genommen.

Wassili hatte nicht hochgeblickt. Doch sie spürte, dass er sie beobachtete. Die Anspannung im Raum war eine elektrische Präsenz. Wie die Luft vor einem heftigen Gewitter. Wassili trug wie immer ein blütenweißes Hemd mit hochgekrempelten Ärmeln, dazu schwarze Hosenträger. Allein eine grüne Schirmmütze fehlte ihm, um einen filmreifen Buchmacher abzugeben. Hinter seiner dicken Hornbrille starrten winzige Maulwurfaugen auf die Seiten des Skripts vor ihm. Wassili machte wütende Randnotizen, strich mit entschlossener Handbewegung ganze Absätze, den Blick auf die Seiten geheftet. Germaine kam nicht umhin, zu lächeln. Dass der Produzent sich so demonstrativ bemühte, sie zu ignorieren, offenbarte, was er wirklich war: ein schwacher Mann.

Aber Germaine hatte Zeit. Es kam in ihrem Leben selten vor, dass sie abseits der Kamera die Gelegenheit bekam, eine große Rolle zu spielen.

Während sie wartete, ließ sie die fünf glatten Steine in ihrer Hosentasche durch die Finger gleiten. Die Steine hatte sie am Bach gesammelt.

Ganze fünf Minuten erhielt Wassili seine Farce aufrecht. Dann knickte er ein.

»Warum bist du hergekommen? Die Szenen sind alle im Kasten.«

Wassili wusste ebensogut wie Germaine, weshalb sie gekommen war. Kandinsky, der Hauptdarsteller, hatte auf der großen Abschlussparty im Suff geplaudert. Seit die Crew seine Gage kannte, hatte der Produzent alle Hände voll zu tun, den lynchbereiten Mob von sich fernzuhalten. Misstrauisch funkelte er seine Hauptdarstellerin an.

»Das mag sein. Trotzdem halte ich eine Nachverhandlung für …« Germaine machte eine dramatische Pause. Ihre rot geschminkten Lippen verzogen sich zu einem wölfischen Lächeln. Dann spitzte sie den Mund, wie zu einem tödlichen Kuss, um die erste Silbe des folgenden Wortes auszusprechen: »Unvermeidlich.«

Das dunkle Haar hatte sie streng zurückgekämmt. Auf der nackten Haut trug sie nichts als ein zweireihiges Jackett im Stil der 20er-Jahre, das tief blicken ließ und ihre weiblichen Formen aufreizend in Szene setzte. Sie hatte es sich eigens für ihren großen Auftritt aus dem Fundus geborgt. Nach diesem Gespräch würde sie eine gemachte Frau sein.

Wassili zog abfällig den Mundwinkel nach oben. Gegen die Waffen einer Frau war er gewappnet. Er griff zu seinem goldenen Etui auf dem Schreibtisch. Als er es öffnete, klickte es mechanisch, gerade so, als würde er eine Pistole entsichern. Wassili zog gemächlich eine Zigarette heraus und führte sie zum Mund. Dann lehnte er sich in seinem teuren Ledersessel zurück, zündete die Zigarette an und betrachtete die hübsche Schauspielerin einige Züge lang abschätzig, während er ihr den Rauch ins Gesicht blies.

»Alles, was du bist, verdankst du mir.«

Germaine ließ sich nicht provozieren. Es stimmte. Vor Wassili hatte sie zu jenen Schauspielerinnen gehört, die in Laien-Stücken auftraten und ihr Geld als leicht bekleidete Kellnerinnen in zwielichtigen

Spelunken verdienten. Es war die einzige Möglichkeit gewesen, überhaupt an genug Geld zu kommen, um sich den Schauspielunterricht zu leisten.

»Meine Eltern pflegten, dasselbe zu behaupten.«

Wassili schnaubte. Er wusste, aus welchen Verhältnissen sie kam. Germaines Mutter war einmal am Set erschienen. Blass und fahrig hatte sie Germaine um Geld bedrängt. Er hatte gesehen, wie peinlich ihr der Auftritt ihrer offensichtlich drogensüchtigen Mutter gewesen war. Germaine hatte ihr zweihundert Euro zugesteckt, um sie loszuwerden. Der Vater war kaum besser gewesen. Nach dem Verlust der Arbeit war er in Hartz IV, Depression und Suff abgerutscht. Dann an der Leberzirrhose verreckt. Germaine war ein Rohdiamant gewesen, als er sie in der Kneipe entdeckte. Er hatte sie zurechtgeschliffen und aufpoliert.

»Du erinnerst mich an eine Sau, der man einen goldenen Ring durch die Nase gezogen hat.« Wassili spuckte die Worte aus. Dann zischte er mit gerümpfter Nase: »Egal, wie du dich schmückst, den Stallgeruch wirst du nicht los.«

Germaine blieb unbeeindruckt. *Calling names won't hurt us.* An Beschimpfungen war sie bereits aus ihrem Elternhaus einiges gewohnt. Wortlos griff sie in die Innentasche ihres Jacketts. Dabei gewährte sie Wassili strategisch einen kurzen Blick auf ihre nackte Brust. Heraus zog sie einen verschlossenen Briefumschlag, den sie vorsichtig wie eine tickende Bombe auf den Mahagoni-Schreibtisch legte. Langsam schob sie Wassili den weißen Umschlag entgegen, auf dem ihre rot lackierten Fingernägel wie Blutstropfen schillerten.

»Was ist das?« Wassili wagte es nicht, den Umschlag zu berühren.

Germaine zuckte kokett mit dem Kopf.

»Haben dich die bösen Buben gelockt?«, sagte sie und erfreute sich daran, dass der Produzent einen Hauch blasser wurde. Germaines Lächeln wurde breiter. Er hatte sie verstanden. Germaine erhob sich. Sie schob den Umschlag näher an den Produzenten heran. Dabei beugte sie sich tief über den Schreibtisch. Wassili konnte in ihren

Ausschnitt sehen, in dem ihre Brüste wie verbotene Früchte baumelten.

»Du hättest ihnen nicht folgen sollen, Wassili«, flüsterte sie. »Jetzt verschlingen sie dich, wie das Totenreich die Lebenden.« Sie hielt inne, um ihre Worte wirken zu lassen. Dann fuhr sie fort: »Es sei denn …«

»Was willst du?«, keuchte Wassili.

Germaine hatte sich wieder in ihren Stuhl gesetzt. »Kandinskys Gage«, antwortete sie und betrachtete ihre manikürten Nägel. Dann sah sie dem Produzenten gerade in die Augen. »Mal zwei.«

Wassilis Kiefer mahlten. Wortlos zog er eine Schublade auf, holte ein Scheckbuch heraus und begann, eine Zahl mit vielen Nullen darauf zu kritzeln. Dann schob er ihr den Scheck zu. Germaine nahm ihn unbesehen entgegen, faltete ihn sorgsam und steckte ihn in die Innentasche ihres Jacketts.

»Sonst noch was?« Wassili klang zornig.

»Schecks für die ganze Crew«, forderte Germaine genüsslich. »Und vergiss die letzte Null nicht. Die erscheint mir am wichtigsten zu sein.«

Wassilis schwarze Maulwurfaugen weiteten sich vor Schreck und wirkten nun hinter den dicken Gläsern beinahe normal groß.

»Das … ist unmöglich«, seine Stimme klang kraftlos. »Du … ruinierst mich.«

»Wir wollen doch bei der Wahrheit bleiben, Wassili«, flötete Germaine. Sie erhob sich, formte ihre sorgfältig gezupften Augenbrauen zu perfekten Bögen und bohrte ihren Blick durch die dicke Holzplatte direkt zwischen Wassilis Beine. »Du hast dich selbst ruiniert.«

»Für dich.« Germaine nahm einen der flachen Steine aus ihrer Hosentasche und ließ ihn auf den Tisch fallen. Der Aufprall knallte wie ein Schuss in der Stille. »Ich erwarte die Schecks bis Tagesende oder die Presse bekommt, was in diesem Umschlag ist.« Dann drehte sie sich um und ging, die Hände lässig in den Hosentaschen vergraben, ohne ein weiteres Wort zur Tür.

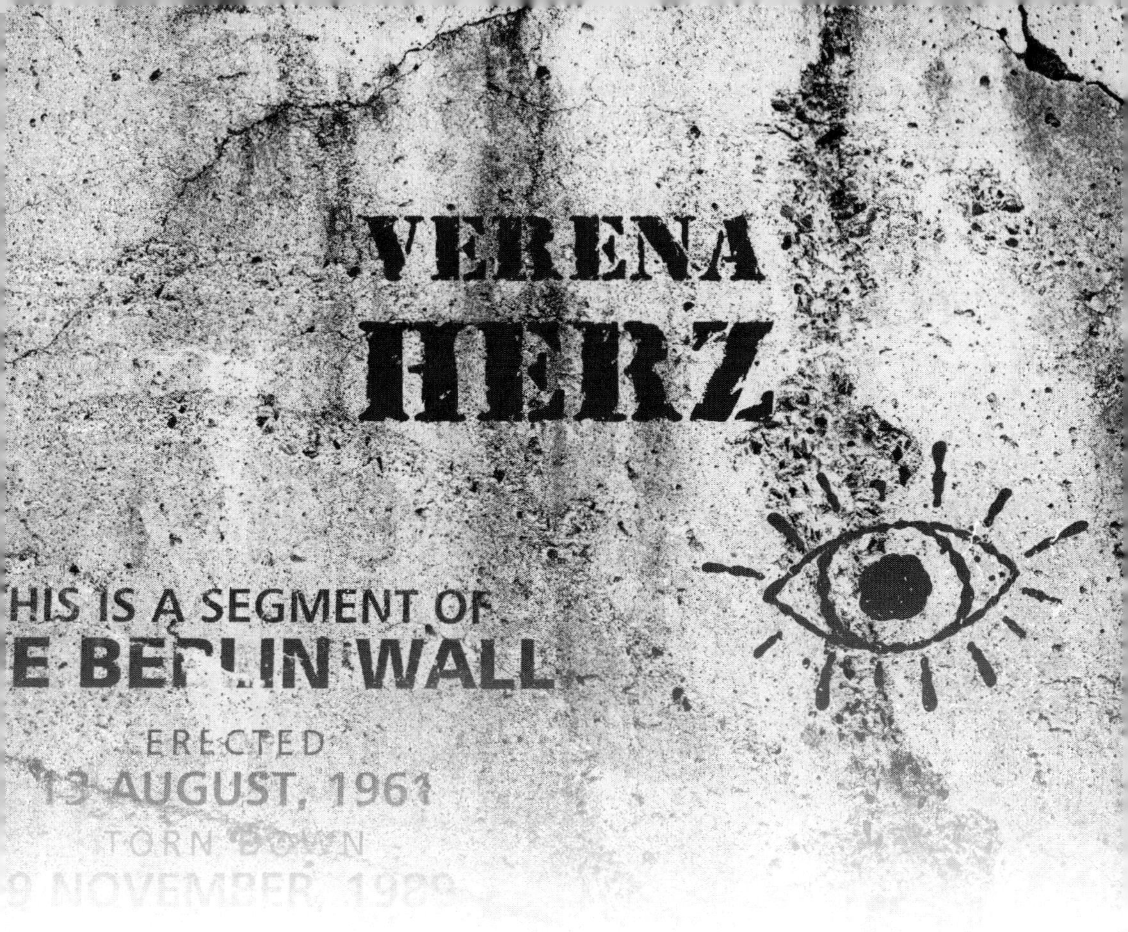

Verena Herz (1978) lebt in Berlin-Neukölln. Aufgewachsen und groß geworden ist sie im Allgäu auf einem Bauernhof. Gegensätze und Widersprüchliches ziehen sie an. So träumt sie davon, Zwergziegen in ihrem Hinterhof zu halten. Bis sie das wagt, müssen ihr Katzen und Meerschweinchen genügen. Sie ist mit großer Begeisterung Grundschullehrerin, freut sich aber, wie die Kinder, am meisten über die Ferien. Dann liest sie, schreibt Kurzgeschichten und verbringt sehr viel Zeit in der Natur.

Der erste Lockdown ließ sie ihre Füße zwangsläufig etwas ruhiger halten, und sie entdeckte nicht nur, wie wichtig ihr das kreative Schreiben ist, sondern auch den Studiengang BKS.

Manchmal fällt es ihr um einiges leichter, sich auf Englisch auszudrücken. Sie ist fasziniert von mutigen und authentischen Menschen. Die Mutigsten, die sie kennt, sind ihre beiden Töchter Fritzi und Rosalie.

LOTTE
KURZGESCHICHTE

Endlich hupt es. Dreimal hintereinander.

Sie lässt einen letzten Kontrollblick über die kleine Wohnküche schweifen: Lebensmittel sicher verstaut, Geschirr abgespült, Fenster zu. Die letzten Wochen hat sie gelernt, in diesem Klima zu überleben. Ein mühseliger Kampf ohne Aussicht auf ein Ende. Einen Atemzug Vorsprung hat sie inzwischen: Keine Ameisen im Kaffee, Maschinen, die sich durch jegliche Zuckerdosen bohren, keine hochgiftige, schwarze Schlange in ihrem Bett. Sie schüttelt ihre Schuhe aus: kein Skorpion. Ein gelungener Morgen.

Sie lässt die Tür einfach zufallen, denn absperren muss hier niemand. Der nahende Zug pfeift vor dem Bahnübergang. Dreimal hintereinander. Er ist das Einzige, das die Idylle trübt: Er teilt das Naturschutzgebiet am Meer und den Beginn der Obstplantagen der Gemeinschaft und auch deren kollektives Gedächtnis. Vor Jahren starben hier zwölf Schulkinder auf grausame Weise. Der Schulbus blieb in den Schienen des ungesicherten Übergangs stecken, der Neunuhrzug konnte nicht mehr bremsen. Ein tragischer Unfall. Zug- und Busfahrer überlebten. Nur die Kinder starben.

Sie spurtet die wacklige Gartentreppe nach oben, jede zweite Stufe lässt sie aus, und ruft dabei ihrem Nachbarn ein gut gelauntes »Guten Morgen!« zu. Er reinigt akribisch seine Waffe auf dem Gartentisch, wozu er alle Einzelteile wie ein Puzzle vor sich ausgebreitet hat. Klar, es ist Freitag, dennoch wird sie sich nie an den Anblick gewöhnen. Instinktiv zieht sie ihre Schultern hoch, wartet keine Antwort ab und rennt noch ein bisschen schneller.

Sie ist erleichtert und dennoch genervt: Wieso warte ich auf die Rückkehr dieses Autos? Als hätte ich nichts anderes zu tun. Mit einem kräftigen Ruck öffnet sie die Beifahrertür und schiebt sich auf den Sitz.

Verdammt, es stinkt immer noch nach Hühnerkacke.

Mit ihren groben Händen streicht sie über ihre Oberschenkel, wohl in der Hoffnung, noch schnell die Knitterfalten aus ihrem weinroten Leinenkleid loszuwerden.

»Hey, Süße, hattest du einen schönen Morgen? Möchtest du fahren?« Dabei gibt er ihr einen Kuss auf die Wange und sie atmet seine persönliche Geruchsmischung aus Aftershave und Schweiß ein. Klar, er saß den ganzen Morgen schon vor dem Computer. Und dass sie Aftershave nicht ausstehen kann, wird sie in einem passenderen Moment anmerken.

»Hi! Ne, den Weg trau ich mir noch nicht zu. Die fahren hier alle wie Idioten.«

»Genau, was ich immer sage. Ich hoffe, die Raser werden alle verrecken.« Er startet den Wagen. »Na, dann mal los! Freust du dich, meine Oma kennenzulernen?«

»Ja klar, warum denn nicht?«

Sie wirft ihm einen kurzen Blick zu. Süße. In ihrer Sprache würde sie sich niemals so ansprechen lassen, aber in seiner klingt es wie eine Auszeichnung: Sie hat es geschafft, etwas Besonderes zu sein.

Sie zieht die Luft bewusst durch ihre zusammengebissenen Zähne, atmet tief in ihren Brustkorb ein und langsam durch die Nase wieder aus. Sie muss sich beruhigen. Seit sie hier ist, muss sie sich ständig beruhigen. Er schiebt seine überdimensionale Sonnenbrille auf den Kopf. Seine Haare und seine Augen sind das Gegenstück zu ihren. Oder auch Opfer und Täter. Irgendwo hatte sie gelesen, dass Opfer sich in ihre Täter verlieben, um ihrem Schicksal einen Sinn zu geben. Sie spürt eine leichte Übelkeit aufkommen und ihre runden Wangen beginnen zu glühen. In ihrer Geschichte wäre sie die Täterin.

Sie klappt die Sichtblende herunter und betrachtet ihr erwartbares Gesicht. Warum immer diese müden Augen? Dabei arbeitet sie im Moment nicht und ihr Alltag besteht darin, seine Sprache zu lernen. Der erste Satz, den sie stolz gelernt hatte und ihm lachend zuhause präsentierte, war: »Ich bin keine neue Einwanderin, ich bin eine Touristin.« Sie hat den falschen Glauben und demnach nicht das Recht einzuwandern. Heiraten können sie offiziell hier auch nicht. Aber daran ist noch nicht zu denken. Sie macht sich eine mentale Notiz: Antifalten-Creme besorgen. Das beruhigt sie irgendwie.

Ein Atemzug Vorsprung.

Sie sieht aus ihrem Seitenfenster. Ab und zu laufen Menschen auf dem Seitenstreifen. Ihr Blick bleibt an einem alten Mann hängen. Er trägt eine weiße Pluderhose, ein weißes, langärmliges Hemd, das ihm bis zu seinen Knien reicht, und darüber eine weiße Weste. Sein Bart, weiß, reicht ihm bis zur Brust und auf seinem Kopf sitzt ein Stück Stoff, für das ihr spontan nur die Bezeichnung »Turban« einfällt. Er schwingt einen krummen, hölzernen Stock, auf den er sich nicht stützt, er ist nur ein Teil seiner Würde. Seine Beine sind zu starken O-Beinen geformt, wie sie es bisher von Profi-Fußballern oder Charly Chaplin kennt.

Die Beine rühren sie zutiefst.

Eine Weile fahren sie vor sich hin. Er fährt bewusst die vorgegebene Höchstgeschwindigkeit und wird aggressiv hupend von anderen Autos überholt. Jede Bodenwelle und jedes Schlagloch lassen ihren Körper wie eine solarbetriebene Wackelpuppe tanzen. Sie belustigen die rohen, verfluchenden Gesten der Vorbeifahrenden. Wenn er einen Bart hätte, könnte sie ihn darin rein nuscheln hören: »Sterbt alle einen furchtbaren Tod.«

»Das Fenster wurde ja schnell repariert. War es teuer?«

»Ne, kein Ding.«

Sie sieht die eingeschlagene Scheibe, die konfettizerstreuten Glassplitter und die verteilte Hühnerkacke vermischt mit dem Krimskrams aus CDs und Müll im ganzen Auto wie eine Projektion eines Dia-Vortrages vor sich. Du darfst dein Auto nicht an einem leeren Strand abstellen. Du hast Glück, dass niemand auf dich beim Auto gewartet hat. So peinlich.

Sie drückt ihre Nase an die reparierte Scheibe und sieht die Mittagssonne im Fenster, noch glitzern die kleinen Wellen auf dem Meer nicht.

»Für einen kurzen Moment war ich mir nicht sicher, ob wir auf der richtigen Seite der Straße fahren.« Sie lacht.

Er macht ein Geräusch, das eine Zustimmung, eine Nachfrage oder ein Vorwurf sein könnte. Sie fragt nicht nach.

Sie wechseln eine Weile kein Wort und keinen Blick, während sie weiter die Straße Richtung Stadt fahren.

»Hat meine Schwester dich noch erreicht?«

»Ja, sie gab mir eine Checkliste durch.«

»Die wäre?« Seine Stimme hat einen ungeduldigen Ton.

»Blumen, Schokolade, dass wir vor der Ruhezeit kommen sollen. Sie hat das Wort Schlafstunde verwendet. Was für ein beruhigendes Wort. Ach, und dass wir die Innenstadt meiden sollen, es gab wohl wieder einen Anschlag.«

»Ja, hab schon gehört. Alle durchtelefoniert, allen geht es gut. Außer den sieben Toten natürlich.«

»Das ist so schrecklich. Ich werde mich nie daran gewöhnen.«

»Doch, wirst du. Hat meine Schwester noch etwas erwähnt?«

Sie zögert mit ihrer Antwort: Wie soll sie ihm erklären, dass sie das starke Gefühl nicht verlässt, dass seine Schwester sie nicht ausstehen kann, dass sie immer in alle noch so kleinsten Fettnäpfchen tritt, sobald sie mit ihr spricht, dass sie gemein zu ihr ist, zwischen den Zeilen, durch Äußerungen wie: Sei dir bewusst, dass alle Mitbewohner im Haus unserer Großmutter Überlebende sind. Sie hält die Luft an und unterdrückt den Impuls, sich zu entschuldigen.

Sie hebt die Hand, um zu signalisieren, dass sie nichts weiter zu sagen hat. Er versteht sie.

Ihr Magen meldet sich schmerzvoll. Irgendetwas verträgt sie in diesem Land nicht. Die Milch, den Kaffee. Sie stellt sich kurz vor, wie eine Katze an langen, scharfen Grashalmen zu kauen und diese dann zusammen mit ihren Magensäften wieder auszukotzen. Das muss sehr erleichternd sein.

»Es ist alles so frisch grün. Grün und blau.«

»Warte, bis der Sommer richtig kommt, in ein, zwei Monaten, dann wirst du nur noch Gelb und Braun sehen. Und vor allem den ganzen Müll.«

Sie freut sich auf den Sommer. Sie sieht sich bereits jeden Tag im Meer schwimmen, am Strand spazieren und einen Traum leben. Den Traum von einem Leben am Meer. Wie hat sie das geschafft? Funktioniert so das Leben? Sie ist sich nicht sicher, was sie hierher gebracht hat. Etwas in ihrem tiefsten Inneren trieb sie an, sich genau an diesem Ort zu finden. Sie kann sich nicht erinnern, sich bewusst für all das entschieden zu haben. Sie geht davon aus, dass sie das Leben hier wie einen getragenen Schuh vom Flohmarkt mal anprobieren, überstreifen, ausprobieren kann, wie es sich anfühlt und falls es doch nicht passt, einfach wegwerfen, ist ja nur ein billiger getragener Schuh, nicht so schlimm, kein großer Verlust.

Sie sagt seinen Namen, fragend und etwas ungläubig.

Sie spricht seinen Namen richtig aus. Es waren keine fremden Laute für sie, aber die Betonung der zweiten Silbe ließ sie immer stolpern. Mein Licht. Das war die Übersetzung seines Namens. Wie es wohl die Sicht auf die Welt beeinflusst, wenn man von Geburt an als »mein Licht« angesprochen wurde? An dem Ort, an dem sie sich kennenlernten, wurde sein Name aber so ausgesprochen, dass er die Bedeutung

»Lügner« bekam. Seinen Nachnamen wählte sein Vater für die Familie aus. Etwas, das in ihrem Land unvorstellbar war.

Alles war hier möglich, so anders, so frei.

Er wendet seinen Blick für eine Sekunde von der Fahrbahn weg.

»Ja, Süße?«

»Ich bin sehr glücklich.«

Sie spürt auf einmal den Drang, aktiv zu werden, zu handeln.

»Lass mich fahren.«

Er wirft ihr einen ungläubigen Blick zu.

»Echt, jetzt?«

»Fahr einfach an die Seite ran.« Sie unterstreicht ihre Aufforderung mit einer unwirschen Handgeste Richtung Straßenrand.

»Das geht nicht. Auf gar keinen Fall darf ich hier anhalten.«

»Das macht hier doch jeder. Halt jetzt an!« Wo kommt auf einmal diese drängende Wut her?

Er versichert sich doppelt in allen Rück- und Außenspiegeln, setzt ordnungsgemäß den Blinker und untermalt seinen Unmut mit einem Schulterblick. In ihrem Land hätte er jede Fahrprüfung bestanden.

Sobald er das Auto zum Stehen bringt, öffnet sie die Beifahrertür.

»Wie willst du hier je wieder lebend einsteigen?« Jetzt ist er nicht mehr ordnungsgemäß ruhig.

»Du rutschst rüber auf meinen Sitz. Ich schaff das schon. Pass auf deine Hoden auf!« In ihr tobt eine Flut von Emotionen. Woher jetzt ihr Humor kam? Keine Ahnung. Sie kichert in sich hinein, während sie aussteigt, rennt um das Auto herum, lässt drei, vier Autos an sich vorbeirasen und spurtet zur Fahrertür, reißt sie auf, quetscht sich auf den Sitz und zieht die Tür hinter sich zu. Geschafft. Triumphierend lenkt sie das Auto wieder auf die Fahrbahn, kurz vor einem Lastwagen, und tritt das Gaspedal durch.

Ein Atemzug Vorsprung.

Er sagt kein Wort mehr.

Sie konzentriert sich auf die Fahrbahn und die vielen Autos. Sie will sich nicht überholen lassen, sondern die Überholende sein. Wie sie wohl gerade aussieht? Vermutlich sagt er nichts mehr, weil sich ein dämonisches Grinsen auf ihrem Gesicht festgesetzt hat. Wenn sie dunkle Haare hätte, wäre eine Verwechslung mit Jack Nicholson in *Shining* möglich.

Hochkonzentriert rast sie die baufällige Straße entlang. Obwohl es noch nicht sehr heiß ist, rinnt ihr der Schweiß den Rücken, die Stirn, die Wangen hinunter, lässt ihr Kleid an ihren Beinen festkleben. Sein Schweigen ist ihr recht. Lastwagen, Autos, Abstände werden immer knapper. In einiger Entfernung nimmt sie etwas auf der Fahrbahn wahr. Was liegt da? Was ist das? Ein Reifenteil, eine alte schwarze Jacke, ein verkohltes Stück Holz. Ihr Gehirn leistet Abgleichleistungen auf Hochtouren. Sie rast darauf zu, kann nicht ausweichen, ein dröhnender Lastwagen fährt direkt neben ihr.

»Shit! Was ist das?«

Eine Katze. Eine tote Katze. Ihre Hände krallen sich am Lenkrad fest. Wie versteinert hält sie die Spur, bleibt auf dem Gaspedal. Ihr Inneres weiß, dass sie nur darüberfahren kann, um selbst am Leben zu bleiben. Für einen absurden Moment hat sie den Gedanken, dass sie das niemals ihrer Tochter erzählen darf. Sie hat keine Tochter.

Sie fährt mit dem linken Rad über den Tierkadaver. Durch den Reifen, die Karosserie, den Sitz spürt sie, wie der Kadaver dem Gewicht nachgibt, auf den Boden gepresst, das restliche Fleisch auseinander gedrückt wie ein Schnitzel, das vor dem Panieren weichgeklopft wird. Sie spürt die Haare an ihrem Fuß, das Blut auf ihre Beine spritzen. Sie blickt in die grün-schwarzen Augen. Sie lebt noch.

Erst jetzt hört sie Schreie.

Er schreit sie an: »Halt an. Verdammt noch mal. Halt an!« Sie selbst lässt einen hohen Schrei von sich, wie sie ihn noch nie vorher von sich gehört hatte.

Das ist ihre Rettung. Sie atmet stoßweise heftig ein und aus, gewinnt wieder die Kontrolle über sich, fährt das Auto vor den Lastwagen und kommt etwas später auf dem Seitenstreifen zum Stehen.

Sie zittert. Ein unkontrolliertes Zittern, als hätte sie sehr hohes Fieber oder wäre kurz vor dem Erfrieren. Ihr Körper überall nass. Mit einem kurzen Nicken lässt sie ihren Kopf nach vorne fallen und ihre Stirn kommt auf dem Lenkrad zur Ruhe.

»Ich kann nicht mehr«, flüstert sie als Mantra vor sich hin.

Er schnallt sich ab, beugt sich zu ihr und versucht sie in den Arm zu nehmen. Sie lässt es nicht zu. Sie richtet sich wieder auf und wehrt gleichzeitig seine Arme ab.

Sie blickt in sein Gesicht. Fokussiert sich ein letztes Mal auf seine Augen, ohne ihn anzusehen.

Sie ist überrascht von ihrer ruhigen Stimme: »Sie hat noch gelebt.«

Genauso ruhig öffnet sie die Autotür, steigt aus, ohne die Tür zu schließen, und läuft los.

•••

Die Geschichte ist Charlotte Schreiber gewidmet.

HAARIGE ZEITEN

ALLTAGSBETRACHTUNGEN

Über Haare? Jetzt echt?

Ja, warum denn nicht? Wir sind so beschäftigt mit unseren Haaren, aber keiner spricht so richtig darüber, wie zentral sie sind. Also Haare.

Okay. Überzeugt.

Das war jetzt aber einfach.

Ja, so einfach kann das Leben manchmal sein.

Flauschiges, nach Wärme und Liebe duftendes Babyhaar. Der Duft und mit ihm die Struktur der Haare verliert sich irgendwann. Spätestens beim ersten Haareschneiden. Nostalgisch werden die abgeschnittenen Locken aufbewahrt. Noch heute rieche ich an Babys und sehne mich nach der vergangenen Zeit mit meinen Kindern. Sie wird nie mehr wiederkommen. Und das macht das Ganze so kostbar.

Warum kostet der Haarschnitt für Menschen mit einer Vulva und weiblichen Sexualorganen mehr als für Menschen mit einem Penis und männlichen Sexualorganen? Wie wird der Haarschnitt von Menschen, die eine Vulva haben, sich aber als Mann fühlen und sich mit dem Pronomen *er* ansprechen lassen, berechnet? Wie für Menschen, die sich mal als Mann, mal als Frau fühlen? Dann wäre es am Friseurtermin-

Tag wohl sparsamer, die männliche Rolle zu wählen. Wenn frau sich danach fühlt. Wird es teurer, wenn ich einen Penis habe, mich aber als Frau kleide? Und nach einer Geschlechtsumwandlung spreche ich mit dem Friseur meines Vertrauens und bitte um den höheren bzw. niedrigeren Preis?

Unisex für alle!

Sie hatten sich mal wieder getrennt. Diesmal ist es besonders schmerzhaft. Er geht allein zu der Veranstaltung. Auf dem Weg dorthin wühlt er in seinem Rucksack und findet zufällig ein langes, blondes Haar. Von ihr. Er stellt sich vor, wie es sich wohl in dreißig Jahren anfühlen wird, ein Haar von ihr zu finden. Er weint. Sportunterricht. Mammutsport. 40 Kinder in einer Halle. Ein Mädchen mit krausen Haaren und schwarzer Haut sticht aus der Menge heraus. Ich möchte ihr sagen, wie cool ich ihre Haare finde. Ich halte mich zurück. Vor ein paar Jahren hätte ich das noch mit bestem Gewissen gemacht. Alltagsrassismus.

Ein Junge aus der Klasse hat Leukämie. Es ist immer wieder Thema in unserer Familie. Meine Kinder fragen, ob sie das auch bekommen können. Sie beschreiben, dass ein Freund ihn besucht hat. Das Hauptthema ist sein Haarverlust. Seine Glatze. Ich denke an die dunklen Locken meiner Mama und ihre bittere Glatze nach den menschenunwürdigen Chemotherapien. Ich bin wütend. *Life's a bitch.*

glatt lockig kraus kurz lang mittellang dick rasiert gefärbt getönt gebleicht dünn dick ausdünnend gesplisst brünett hellbraun mausbraun silber weiß blond aschblond dunkelblond schwarz gezupft geliebt gehasst

Freitagnachmittag. Sonnenallee. Auch arabische Straße genannt. Sie mag diese Bezeichnung nicht. Sie erhascht in den zahlreichen Barbershops kurze, filmreife Szenen, wie Männer sich ihre Augenbrauen zupfen lassen und kritisch ihre Rasur betrachten. Vielleicht doch noch etwas mehr um die Ohren rasieren? Machokultur beschönigt.

Die beiden Gefühlsmonopole frisch nach dem Friseur: Beschämt schnell nach Hause, Haare waschen, die wachsen ja wieder, zum Glück ist Winter, Mützenzeit, Fahrstuhlgefühl beim Blick in den Spiegel, ich gewöhne mich schon daran.

Beschwingt und voller Energie. Alle strahlen. Steht dir richtig gut. Ja? Findest du? Die Frisur muss heute ausgeführt werden. Selbstbewusst. Am besten allein in einer Bar sitzend mutig einen Cocktail trinken. *Sassy*.

Ihre Freundin hat eine Haarphobie. Sie gesteht, mit einem gespielten Würgegeräusch, dass der ekelerregendste Anblick für sie Haarbürsten voller toter Haare, in fremden Bädern, ist.

Seitdem werden alle Haarbürsten versteckt, wenn sie zu Besuch kommt.

Sie cremt ihre Tochter ein. Sie liegt nackt auf dem Sofa. Sie sind sehr offen und frei mit ihren Körpern. Sie vermeidet es, die Schambehaarung ihrer Tochter wahrzunehmen. Sie fühlt einen kurzen Stich in der Magengegend. Sie wird erwachsen. Sie wird geschlechtsreif. Sie wünscht sich neue Wörter für diese Veränderungen.

Die Redewendung »Haare auf den Zähnen haben« kommt wohl aus dem Mittelalter. Dort galten Haare (wie auch schon lange vorher) als Zeichen von Mut und Tapferkeit. Eigenschaften, die natürlich Männern zugewiesen werden. Hat ein Mann Haare auf seinen Zähnen, ist er bewundernswert, er setzt sich durch; hat eine Frau Haare auf ihren Zähnen, dann ist sie streitsüchtig, rechthaberisch, leicht erregbar. Ich stelle mir Haare auf den Zähnen sehr unangenehm beim Essen und Trinken vor.

Samson, Medusa, Rapunzel, Berenike, Kali. Was haben sie gemein? In den Haaren liegt die Kraft.

Churchill, Sartre, Capote, Julius Caesar, Onkel Ignaz. Was haben sie gemein? Die angehende Glatze mit noch am Kopf befestigten Haaren zu überkämmen. Auf Englisch heißt das *comb-over*. Dazu gibt es unzählige Einträge im Internet. Es gibt verschiedene Untersuchungen darüber, wie die Haare über die Glatze gekämmt werden können: von rechts nach links, natürlich auch andersherum, von hinten nach vorne, auch wieder andersherum, mit einem hohen, niedrigen Scheitel … Über was ich alles schreiben kann?

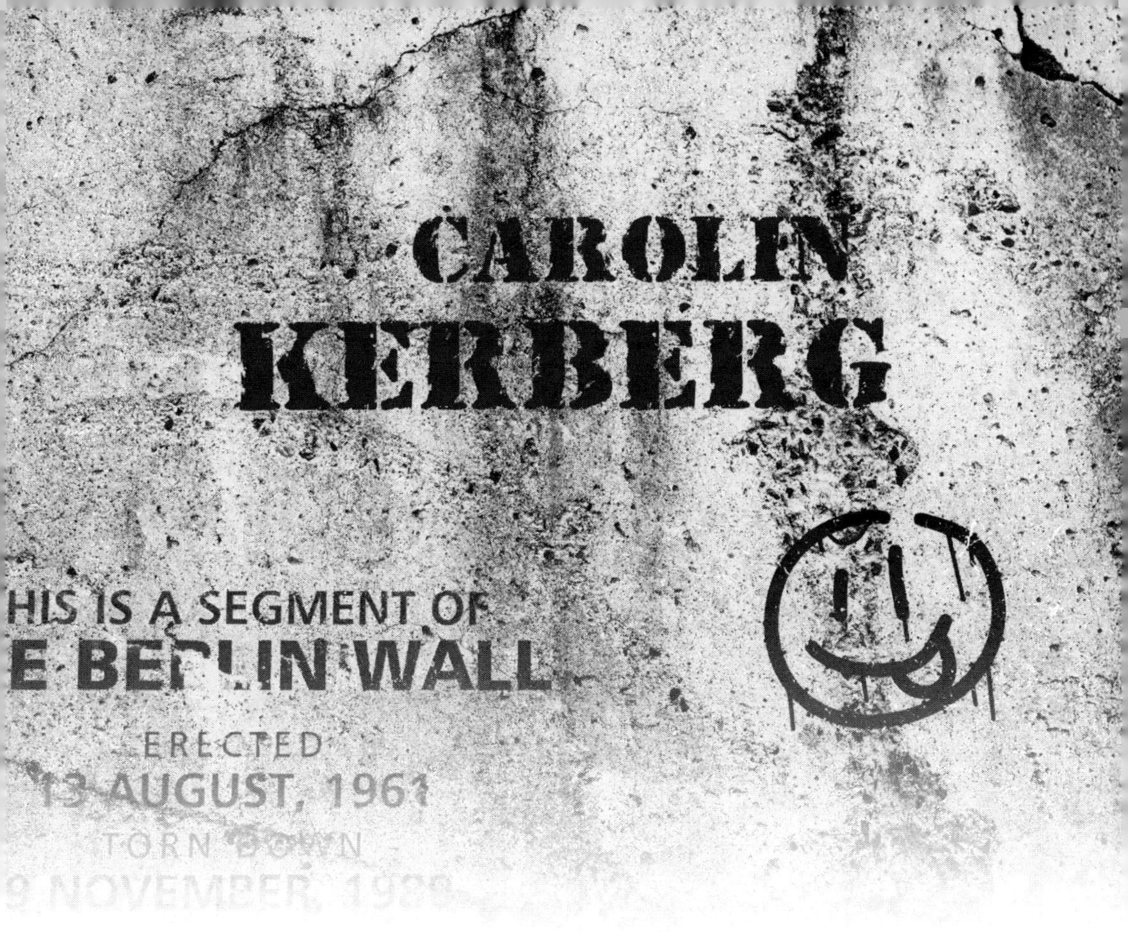

CAROLIN KERBERG (1986) lebt mit ihrer Familie in der Mecklenburgischen Seenplatte und genießt dort die Ruhe, die Natur sowie die Distanz (und gleichzeitig Nähe) zu Berlin.

Im Studium *»Biografisches und Kreatives Schreiben«* hat sie einen Ausgleich zu ihrem bewegten Leben zwischen Beruf und den drei Kindern gefunden. Sie schreibt seit ihrer Jugend und traute sich bislang nicht an eine Veröffentlichung, doch gemeinsam geht vieles leichter.

Sie bloggt sporadisch über ihr Leben als Mutter, über psychische Erkrankungen sowie Neurodivergenz.

ACHTERBAHN

KURZGESCHICHTE

Es war kurz vor zehn, als Laura sich endlich meldete.

»Hej Miri, wir machen uns jetzt fertig und können uns in einer Stunde treffen. Oder willst du doch noch zum Vorglühen vorbeikommen? Wir freuen uns! Bussi.«

Vorglühen. Wahrscheinlich taten Laura und Isi seit Stunden nichts anderes. Mit deren Pegel konnte Miriam heute nicht mehr mithalten. Eigentlich könnte sie auch einfach zuhause bleiben, einen Film schauen und früh schlafen gehen. Sie hatte sowieso keine Lust auf Menschen. Vor allem hatte Miriam keine Lust darauf, neue Menschen kennenzulernen. Immer wieder das Gleiche erzählen, immer die gleichen Geschichten und Fragen. *Und, was studierst du? Ach, du hast ein Auslandssemester gemacht? Wo denn? Und, wohnst du auch in einer WG? Aha.* Sie war müde. Das Aufstehen am Morgen fiel ihr schwer, genau wie das Ausgehen am Abend. Dabei war es doch das, was sie eigentlich wollte. Großstadt. Partys. Menschen. Ablenkung. Vor einem halben Jahr hatte sie ihr altes Leben hinter sich gelassen. Sie wollte neu anfangen und endlich irgendwo ankommen. Und dabei nicht allein sein.

»Okay, lasst uns unterwegs treffen. Schreibst du mir noch mal, wo die Party genau ist und wo ihr aussteigt? Dann können wir vielleicht zusammen hinlaufen? Bis gleich. Freu mich auch.«

Gleich halb zwölf. Bestimmt gackerten die beiden gerade betrunken in Lauras WG-Zimmer und wechselten zum fünften Mal ihre Outfits. Kleider, die nicht kurz genug sein konnten. Ob sie einfach schon mal losfahren sollte? Sie hasste warten. Vor allem nüchtern. Das fühlte sich immer so an wie damals, als sie noch ein Mädchen war und regelmäßig von ihrem Vater nach der Schule vergessen wurde. Es wird sicher wieder eine von diesen Partys, auf denen sie niemanden kannte, aber meistens jemanden kennenlernte.

»Huhu Süße, steigen in 10 Minuten in den Bus. Wir können uns 20 Minuten später am Hansaplatz treffen, okay? Kommst du noch an nem Späti vorbei und bringst ne Flasche Sekt mit? Halbtrocken. Bist ein Schatz!«

Am besten gleich zwei Flaschen. Sekt knallt gut und vor allem schnell.

Miriam warf noch einen Blick in den Spiegel. Ihre dunkelbraunen, halblangen Haare trug sie ausnahmsweise offen. Es ließ sie lockerer aussehen, und das wollte sie auch, locker sein. Nicht so ernst. Das Kleid, das sie trug, bestand aus vielen Karos in verschiedenen Blau- und Lilatönen. Die obersten zwei Knöpfe ließ sie offen. Sie deckte ihre drei Pickel ab und trug ein wenig Rouge auf. Sie lächelte kurz in den Spiegel, doch ihre Mundwinkel hingen gleich wieder herunter. *Du siehst so schön natürlich aus*, tönte es in ihrem Kopf. Ja, genau. Sie lachte sich spöttisch im Spiegel an. Ganz passabel, dafür, dass sie sowieso niemanden kennenlernen wollte. Vor allem keinen Typen. Sich mit irgendwem über Felix hinwegzutrösten, klappte schon mehrmals nicht. Sie sollte es einfach lassen und für eine Weile allein sein. Eine Zeit lang ohne Verletzungen und Lügen leben. Ohne die Frage *Was wäre, wenn …* Vor allem ohne ihn.

Fight the start
'Cause later it's too late

tönte es in Miriams Ohren. Wenn sie unterwegs war, musste die Musik in ihren Ohren so laut sein, dass sie nichts anderes um sich herum hören konnte. Zuhause hörte sie Musik am liebsten leise. Sie war immer da. So, als würde ihr Leben von einem Soundtrack umgeben sein. Manchmal bewegte sie sich passend zur Musik, während sie lief. Immer im Takt. Und wenn die Musik kurz innehielt, blieb sie stehen. Wenn sie traurig war, hörte sie Musik, die sie noch trauriger machte, und suhlte sich in diesem Gefühl.

I'm coming up only to show you down for
And coming up only to show you're wrong

Miriam stieg am Hansaplatz aus und sah sich um. Eine düstere Gegend. Sie fragte sich, wer freiwillig hierher zog. Keine fünf Minuten später hielt der Bus und warf ihr zwei torkelnde Freundinnen vor die Füße.

»Naaa Miri, wie geht's?«

Laura fiel ihr um den Hals. Sie trank gerne und viel. Für Miriam war sie eigentlich nur eine Partybekanntschaft. Sie hatten sich vor acht Monaten auf einer Party kennengelernt und zogen seitdem gemeinsam um die Häuser. Besuchten angesagte Clubs, Indie-Konzerte oder Kneipenquizabende und gingen oft erst dann nach Hause, wenn es draußen schon wieder hell wurde. Hauptsache es gab Alkohol, tanzbare Musik und gutaussehende Männer. Eine Zeit lang dateten sie zwei miteinander befreundete Typen. Einer davon war Felix. Laura nannte ihn auch gerne *den Loser*. Weil er sich nicht um Miriam gekümmert und sie fallen gelassen hatte. Weil er nicht erkannt hat, wie wertvoll sie war. Miriam mochte Laura dafür.

»Wollen wir schon mal eine Flasche aufmachen? Für den Weg?«, fragte Laura.

»Ist doch gleich hier um die Ecke, oder?«

»Äh, Moment.« Isi schaute auf ihrem Telefon nach. »500 Meter. Ist das weit?«

Sie kicherten.

»Prost, Mädels!«

Sie tranken nacheinander aus der Flasche.

»Pete und Felix sind aber nicht auf der Party, oder?«

»Boah Süße, denkst du immer noch an diesen Loser??? Vergiss den und such dir nen anderen Typen! Dass du nach allem, was war, immer noch an dem hängst!«

Laura hatte gut reden. Sie war offen und laut und bunt. Sie suchte sich ihre Männer aus. Bei Miriam war es andersrum. Die Männer suchten sie aus. Und sobald sie jemand mit Aufmerksamkeit überschüttete, war sie auch schon verliebt. Was danach folgte, war die typische Nicht-allein-sein-wollen-Phase bis das Gefühl, verknallt zu sein, plötzlich kippte und sich in ein Gefühl des Genervtseins verwandelte. Am Ende war sie die gemeine Herzensbrecherin. Bis auf dieses eine Mal. Sie spürte wieder das Pieksen in ihrer Brust und das flaue Gefühl in der Magengegend. Diesmal war sie die Marionette gewesen. Was sie hatten, war das Schönste, was Miriam bis dahin erlebt hatte. Und gleichzeitig das Schlimmste. Diese Ungewissheit, das Warten, das Fehlen eines Zeichens. Und dann plötzlich, aus dem Nichts, gab er ihr alles, nur um es ihr im nächsten Moment wieder wegzunehmen. Miriam dachte an Felix' unzählige Überraschungsbesuche, an die Blumen auf ihrem Tisch, an den Kuchen, den er ihr gebacken hatte. Sie dachte an die Musik, zu der sie getanzt hatten, an die Betten, in denen sie sich geliebt hatten und nebeneinander eingeschlafen waren. Sie dachte an seine Kapuzenjacke. Und an das Loch, das er hinterlassen hatte. So sehr sie sich auch darum bemühte, es zu füllen, es gelang ihr nicht.

»So, ihr Süßen, wir sind dahaaa!«, rief Isi ein bisschen zu laut und zückte zum dritten Mal ihren knallroten Lippenstift. Isi war Lauras Anhängsel. Eine Art Accessoire oder Projekt, mit dem Laura sich besser fühlte. Sie war eher ruhig und schüchtern, überspielte das jedoch mit Schminke und Alkohol. Miriam hatte keine Ahnung, wer Isi war und wo sie wohnte. Sie tat ihr leid. Laura eigentlich auch. Am meisten aber tat Miriam sich selbst leid.

Lieber zu einer kleinen abgedrehten Gruppe gehören als nirgendwohin.

Als sie auf der WG-Party ankamen, wurden sie von lauter Musik empfangen. Es lief eine Mischung aus Hip Hop, Elektro und Hits aus den Neunzigern. Dazwischen tanzte eine Gruppe betrunkener Anfangzwanzigjähriger. Die Nacht war heiß, die Balkontür stand offen. Von dieser Party hatte die ganze Straße etwas. Draußen rauchten ein paar Leute. Ein paar quatschten in der Küche. Doch der Großteil sprang über die Holzdielen und grölte die Songs mit.

Insane in the membrane.
Insane in the brain!

Miriam hatte keine Ahnung, wer hier eigentlich aus welchem Grund feierte. Das Motto schien etwas damit zu tun zu haben, so wenig Stoff wie möglich am Körper zu tragen. Sie hasste es. Sie hasste die Menschen. Das war einfacher, als die eigenen Scherben aufzusammeln, um nicht immer wieder hineinzutreten.

Sie hatte vergessen, sich Zigaretten zu besorgen. Normalerweise rauchte sie gar nicht. In letzter Zeit aber doch immer mehr, nicht nur wenn sie trank. Am Tag zuvor sogar vormittags an der Uni, manchmal auch abends allein zuhause am Fenster ihres WG-Zimmers. Miriam gehörte zu den Eulen. Sie wartete, bis alle Lichter im Haus gegenüber erloschen waren. Manchmal schon vor Mitternacht, doch meistens erst viel später, gegen ein oder zwei Uhr. Erst dann öffnete sie das Fenster und zündete sich eine Zigarette an. Etwas zum Festhalten und Loslassen. Dann fühlte sie sich ruhig und schwer und konnte besser einschlafen.

Sie musste nicht lange suchen, bis sie Laura und Isi rauchend und lachend auf dem Balkon fand. Neben ihnen standen zwei Typen, die mindestens genauso betrunken waren.

»Hey, habt ihr vielleicht ne Kippe für mich?«, fragte sie in die Runde, biss sich dabei auf die Lippen und dachte, dass das wohl nicht so locker rüberkam, wie sie gehofft hatte. Die anderen merkten bestimmt sofort, dass sie nur eine Gelegenheitsraucherin war.

»Für dich doch immer, Süße.«

Sie pustete den Rauch in die Nacht. Mit jedem Zug wurde es ein bisschen einfacher und die Stimmen in ihrem Kopf wurden leiser. Sie bekam für einen kurzen Moment Gänsehaut. Es war einer dieser seltenen, windigen Momente während der heißen Nächte. Miriam schloss die Augen und hoffte, dass der Wind zurückkam und mit ihm die dunkelgrüne Kapuzenjacke.

Sie trank schnell und viel, damit es ihr etwas leichter fiel, sich zu bewegen und die fremden Gesichter zu ertragen. Meistens trank sie, um mithalten zu können mit den anderen. Und um nicht aufzufallen. Es konnte ihr egal sein, was die anderen dachten. Am Ende kam sie eh nur, um zu gehen.

Es ist 1996.
Meine Freundin ist weg
und bräunt sich
in der Südsee.
Allein?
Ja, mein Budget
war klein.
Na fein.
Herein,
Willkommen im Verein!

Sie mochte diesen Song. Unbemerkt fing sie an mitzusingen. Der Sekt wirkte. Miriam bewegte sich zur Musik und hatte das Gefühl, alle Augen wären auf sie gerichtet. Doch eigentlich waren es nur zwei. Sie kamen näher an sie heran getanzt und lachten sie an.

»Ich finde, du siehst süß und traurig zugleich aus«, sagte eine angenehme Stimme. »Ich bin Freya. Und du?«

Freya hatte einen nordischen Akzent. Vielleicht kam sie aus Schweden oder Dänemark. Miriam hatte sie zuvor nicht bemerkt.

»Miriam.«

»Ich habe dich schon eine Weile beobachtet und du interessierst mich.«

Miriam musste schmunzeln. Freya war sehr hübsch. Bestimmt einen Kopf kleiner als sie. Was wollte sie ausgerechnet von ihr? Konnte sie Miriam ansehen, dass sie schon mehrmals in ihrem Leben eine Frau geküsst hatte und dachte sich, heute sei ein guter Tag, es wieder zu tun?

»Hast du Lust, mit mir an einen ruhigeren Ort zu gehen?«

Was passierte hier gerade?

»Äh, tut mir leid«, rief sie Freya ins Ohr. »Ich bin mit jemandem hier und wir wollten demnächst nach Hau …«

»Verstehe«, sagte Freya schnell und senkte ihren Blick. Ihre blonden Locken fielen ihr dabei ins Gesicht. »Du stehst auf Männer.«

War das so offensichtlich? Für einen kurzen Moment dachte sie darüber nach, wie es wäre, nun einfach mit dieser Frau mitzugehen und zu schauen, was passieren würde.

»Naja, im Moment eigentlich nicht.« Freya sah sie fragend an. »Lange Geschichte«, winkte Miriam ab.

»Willst du noch ein Bier?« Miriam schüttelte lächelnd den Kopf und sah Freya hinterher.

Sie war bestimmt kein Arschloch.

Sie wünschte sich nichts sehnlicher, als in diesem Moment zuhause in ihrem Bett zu liegen und Oskar von dieser Begegnung zu erzählen. Er war der beste Zuhörer, den Miriam im Moment hatte. Er hatte große Ohren, große Zähne, war sehr haarig und die Ruhe selbst. Wenn sie ihr Zwergkaninchen nicht hätte, wäre sie wohl vereinsamt. Vor Kurzem musste sie den dritten Mitbewohner innerhalb eines Jahres casten und der war nie zuhause. Entweder arbeitete er sich kaputt oder führte seine Freundin aus, brachte sie nach Hause und blieb gleich dort. Sie war allein, wenn sie morgens aufstand, allein, wenn sie aus der Uni kam, allein, wenn sie doch mal einen Abend zuhause verbrachte, allein am Wochenende. Aber sie hatte Oskar.

She can say, she can say, she can say
She can say, she can say, she can say
Who knows what she's gonna say?

Einfach tanzen, locker sein. Selbst mit Alkohol waren diese Bewegungen nicht natürlich für Miriam. Ihr Blick wanderte durch die Räume. Überall quatschten die Leute miteinander, rauchten miteinander, lachten miteinander, fielen übereinander her. Ihr Blick blieb an einem Haufen Kleidung hängen. Ihr Herz machte einen kurzen Aussetzer. Dort lag sie. Die dunkelgrüne Kapuzenjacke, die Miriam selbst schon getragen hatte. Sie erinnerte sich an den Abend, als Felix sie nach einem Konzert nach Hause brachte und bei ihr blieb. An dem Abend hielt er ihre Hand zwischen Hunderten anderen. Nach dem Konzert war ihr kalt und er zögerte keine Sekunde und half ihr beim Anziehen. Er sah in dem Moment aus wie ein Junge, der gerade vom Surfen nach Hause gekommen war, mit glühenden Wangen und zerzausten Haaren und diesem Blick, der schon das nächste Abenteuer sucht. Und das fand er direkt am nächsten Abend, in den Armen einer anderen Frau. Danach hörte sie zwei Wochen lang kein Wort von ihm.

In der Kapuzenjacke hatte sie sich geborgen und zuhause gefühlt. Was machte diese Jacke hier? Was machte er hier? Sie spürte den Schweiß an ihrem Rücken. Fuck. Fuck. Fuck. Das muss ein Irrtum sein. Falsche Party, falsches Leben. Es kann nicht wieder alles von vorn beginnen. Nicht, nachdem sie schon so weit gekommen war. Dieses Hin und Her. Mal wollte er sie und benahm sich wie ein verfickter Prinz auf einem Gaul, dann wieder ließ er sie fallen wie ein Stück Scheiße. Und sie ließ es geschehen. Sie brauchte ihn nicht. Sie hatte etwas anderes, etwas Besseres verdient. Miriam wurde kurz schwarz vor Augen. Vielleicht lag es an der schwülen Nacht, vielleicht war es auch einfach zu viel Sekt gewesen. Sie schwankte in Richtung Küche, nahm sich ein Glas, füllte es mehrmals mit Wasser wieder auf und trank so viel sie konnte.

»Na Miri. Willst du noch ein Bier?«

»LASS MICH IN RUHE!«

Laura zuckte zusammen. »Hey, ist ja gut. Alles okay bei dir?«, fragte sie, so besorgt sie in diesem Stadium des Alkoholkonsums nur konnte. »Lass dich mal drücken, Süße!«

Bevor sie etwas sagen konnte, drückte Laura sie fest an sich. Miriam spürte ihre großen Brüste, roch den Schweiß, das Make-up, den Zigarettenrauch. Alles in ihr sträubte sich gegen diese Berührung, die ihr von allem zu viel war, doch sie ließ es geschehen, unfähig, sich davon zu lösen.

Miriams Schultern begannen zu zucken.

»Miri, was ist denn los? Hast du zu viel getrunken? Brauchst du ein Taschentuch? Oh Mist, dein Mascara verläuft.«

»Egal.« Sie wischte sich mit der Hand übers Gesicht. »Ist doch eh alles egal.«

»Ach was. Komm, du machst dich jetzt noch mal frisch, dann nehmen wir uns ein Bier und ziehen weiter. Isi hat grad rumtelefoniert. Ist ja wirklich nich so geil hier und es ist grad mal halb drei. Wir können noch ins *Stattbad* fahren. Die Schlange soll schon voll kurz geworden sein.«

Miriam ging ins Bad und schloss sich ein. Was tat sie hier eigentlich? Sie schmiss sich kaltes Wasser ins Gesicht und schaute sich um. In der Badewanne schwammen noch ein paar einsame Bierflaschen zwischen etlichen Etiketten. Die Musik wurde gefühlt immer lauter und ständig rüttelte jemand an der Tür. Die Angst, dass er es sein könnte, ließ sie nicht los. Sie musste etwas tun, sie musste weg von hier.

Talking 'bout the better things, you know how to maximize
Everything around you will become super-sized

»Ey, mach ma hinne! Andere müssen auch mal!«

Sie spülte und öffnete die Tür. Die Lautstärke traf sie mit voller Wucht. Es war so voll, dass sie Laura und Isi nicht entdecken konnte. Egal, dachte sie und ging zügig zur Tür. Sie würde eine SMS von unterwegs schicken.

Sie ging raus auf die Straße und atmete tief durch. Die Luft war immer noch warm und schwer. Sie steckte sich ihre Kopfhörer in die Ohren und lief los. Geradeaus, dann nach rechts, dann noch mal links. Auf der Brücke blieb sie stehen und schaute auf das glitzernde Wasser. Kurz nach drei. Kein Mensch weit und breit. Sie hatte noch zwanzig Minuten, bis der Nachtbus fuhr. Miriam lief langsam die letzten Meter bis zur Bushaltestelle. Der Druck in ihrer Brust ließ bei jedem Schritt nach. Alle paar Schritte drehte sie sich vorsichtig um und konnte nicht greifen, ob es Angst oder Hoffnung war, die sie begleitete. Als sie an der Bushaltestelle ankam, war die Umgebung wieder etwas beleuchteter und sie setzte sich auf einen der Sitze. Noch elf Minuten. Manchmal kam der Nachtbus auch ein paar Minuten früher, weil die Straßen um diese Uhrzeit wie ausgestorben waren. Wenn sie Glück hatte, war sie gegen vier zuhause. Sie rechnete aus, wie lange sie schlafen konnte und dachte darüber nach, was sie am nächsten Tag alles für die Uni zu tun hatte. Alle Gedanken waren besser als die an ihn. Sie wollte nicht zurückschauen.

Weißt du was du mir bedeutest?
Auf einem Platz in meinem Herz
Steht dein Name an der Wand
Und ich will, dass du es erfährst

Miriam drehte ihren Kopf in Richtung Brücke. Kam dort ein Typ genau in ihre Richtung gelaufen? Er lief direkt auf die Bushaltestelle zu. Irgendwie kam er ihr bekannt vor. Ist er ihr von der Party gefolgt? Sie blieb wie angewurzelt sitzen und machte die Musik in ihren Ohren etwas leiser, damit ihr keine Geräusche entgingen. Der Typ kam immer näher auf sie zu. Jetzt erkannte sie die dunkelgrüne Kapuzenjacke.

Ihr Herzschlag wurde immer stärker. Miriam traute sich nicht, noch einmal hinzusehen. Sie wollte auf der Stelle unsichtbar werden. Warum jetzt? Warum hier? Was fällt ihm ein, sich schon wieder in ihr Leben einzumischen? Ihr mitten in der Nacht zu folgen? Was gibt ihm das Recht, seine Existenz in ihrem Leben als so wichtig einzustufen, dass er sich alles erlauben darf? Sie fühlte die Wut in sich aufsteigen.

Mittlerweile war er nur noch ein paar Schritte von ihr entfernt. Miriam stand auf und riss sich die Kopfhörer aus den Ohren.

»Was willst du eigentlich von mir???«

Er stand nun direkt vor ihr. »Oh. Entschuldigung«, stammelte sie. »Ich hab dich mit jemandem verwechselt.«

Es war nicht Felix.

»Kein Problem«, lachte der Typ. »Ich bin froh, dass ich nicht der bin, für den du mich gehalten hast.«

»Ja, ist wohl besser.« Miriam setzte sich wieder hin.

Jetzt wollte sie im Erdboden versinken.

Er zündete sich eine Zigarette an. Sie schaute ihm ein paar Sekunden zu lange dabei zu.

»Willst du auch eine?«, fragte er. Miriam nickte.

Sie rauchten gemeinsam und doch allein.

Miriam musste schmunzeln.

Als der Nachtbus ein paar Minuten später hielt, stieg sie ein. Sie setzte sich nach ganz hinten, steckte sich ihre Kopfhörer in die Ohren und drückte Play.

I keep dancing on my own
I keep dancing on my own

Allein

Nur wenn ich allein bin
bin ich ganz
ich.
Nur wenn ich ganz bin
bin ich
ich.
Nur wenn ich weiß
wer ich bin
bin ich
allein.

an die zukunft

ein blick nach vorn
zwei zurück
ich wünsch dir all das glück
das ich nie hatte
doch von dem ich weiß
dass es reicht
ein schritt nach vorn
zwei zurück
und wenn du fällst
dann halt ich dich
so wie du mich
einst gehalten hast
in all dem grau
ich schau nach vorn
nicht zurück
auch wenn es brennt
denn das zurück
bringt mich nicht dorthin
wo ich hin will
ich will zu dir
pack mein gepäck
voll mit angst und sorgen
doch ich glaub an morgen
denn ich hab dich

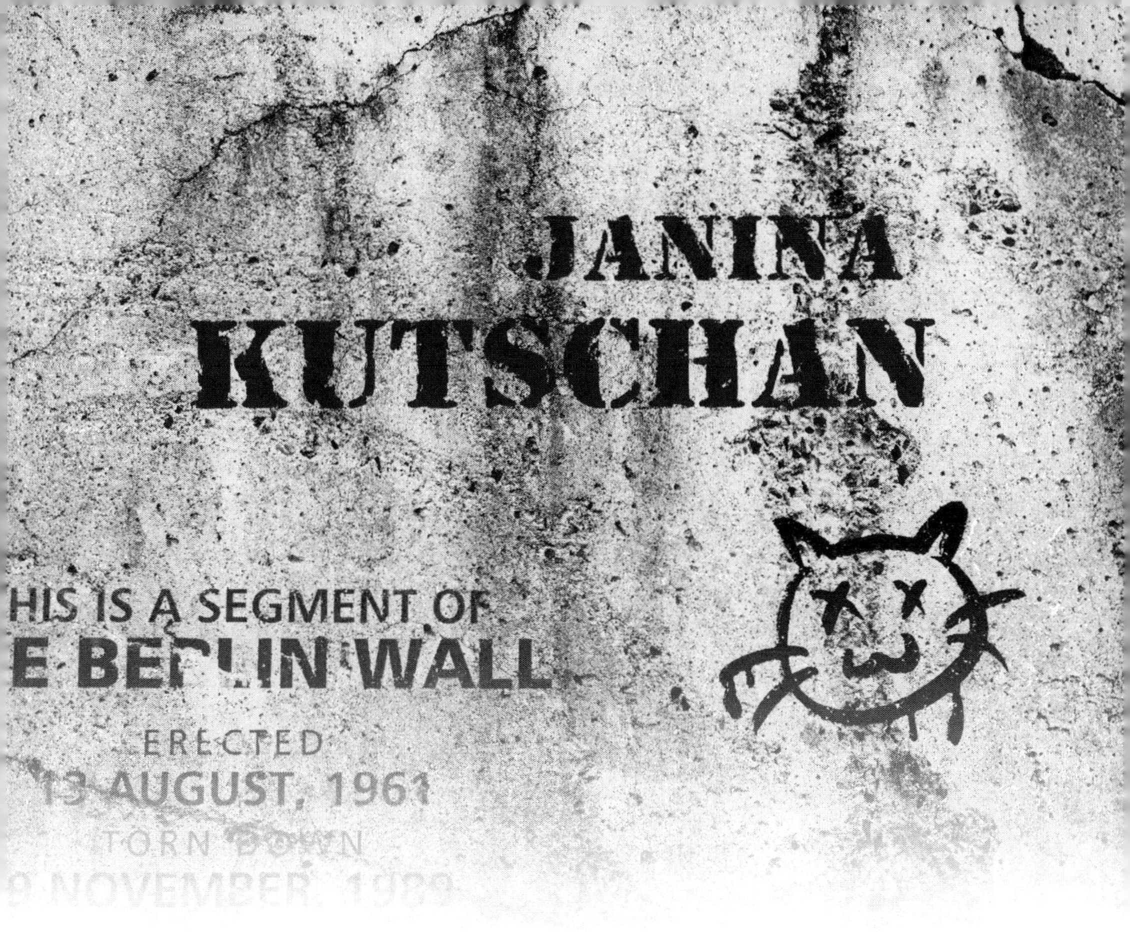

Janina Kutschan (1981) ist Schauspielerin, Improvisationstrainerin, Theatertherapeutin und hat »Biografisches und Kreatives Schreiben« im Master studiert. Sie kombiniert gerne alles mit allem und liebt es, Menschen in den Flow zu bringen. Kreatives Schreiben ist für sie unzensierter Ausdruck der eigenen Fantasie, der Leben verändern kann.

HONIGBIENCHEN

KURZGESCHICHTE

Rosi hält es nicht mehr aus. Dieses Baby schreit und schreit und schreit.

Schlafen.

Soll.

Es.

Endlich.

Im Innenhof schallen Dancefloorbeats gegen die Hauswände, Jugendliche rufen Schimpfwörter in die Sommerluft, lachen, ein geiler Abend eigentlich, Freitag, verdammt.

Sie starrt auf den Kalender aus dem Chinarestaurant, in das sie Karl von seinem ersten Gehalt ausgeführt hat. Ein Drache speit Feuer aus den Nasenlöchern und um den schlängelt sich der Schriftzug »Golden Lotus«. Da waren sie noch eine Familie.

Rosi hebt das Baby aus dem Gitterbett, wiegt es. »Is gut, Kimberley. Schlaf jetzt.«

Ein Babyfüßchen verheddert sich in den Kopfhörern, die um ihren Hals baumeln. Das Baby strampelt. Sie reißt den Babyfuß aus dem Kabelgewirr, befreit sich. »Willst du mich erwürgen?«

Das Baby schreit, als würde es selbst erwürgt werden.

»Still jetzt. Du bist hier das Monster, nich ich.«

Rosi wiegt das Baby hin und her und rauf und runter.

»Schschschsch, ruhig, schschschsch.«

Es krakeelt, als würde jemand es vierteilen. Strampelt, greift in Rosis Gesicht, die Fingerchen pieksen ihr ins Auge.

Ihre Schläfen pochen.

»Ich klatsch dir gleich eine.« Sie hebt das Baby hoch, krallt ihre Nägel in den Bauchspeck, will es schütteln, legt es lieber auf den Tisch, vorsichtshalber, bloß nicht ausflippen.

Das Baby schreit und strampelt und schreit und strampelt, bis es endlich verstummt. Rosi steckt dem Baby den Schnuller in den Mund. Er bleibt zum Glück drin. Die Biene auf dem Frotteestrampler grinst sie an.

Sie lässt sich auf den Plastikstuhl fallen. Raucht eine. Heult. Wie kann man nur so kleine Finger haben? Sie streichelt Kimberleys Glatzköpfchen. »Is gut, Honigbienchen.«

Das Baby gluckst. Sein Händchen schließt sich um Rosis Daumen. Ein Ascheturm fällt von ihrer Zigarette in den Diddlmaus-Aschenbecher.

Unter dem Aschenbecher stapeln sich Briefe. SVB-Kram, Jobcenter-Kram, Finanzamt-Kram, alles ungeöffnet, auch der Kram von Saturn. Darauf verteilt Aschespuren und ein paar Kippen. Ein Milchfleck lässt ihren Namen und die Adresse verschwinden.

Am Tischrand liegt das Foto von Karl in einer Plastikfolie. Sie hält es sich direkt vor die Augen, um ihn zu erkennen, Tränen verschleiern ihr die Sicht. Im weißen Shirt posiert er vor ihrer Cordcouch, der Arsch, Kippe im Mund, Bier in der Hand, um den Hals ein Lebkuchenherz »Ich liebe dich«. Rosi hat es ihm auf dem Rummel gekauft, nachdem er beim Schießen nur einen läppischen Kugelschreiber gewonnen hatte.

•••

Ne schöne Nacht hatten sie nach dem Rummel, vielleicht die schönste, Karl hat geweint und sie geküsst und gesagt, er will nur sie, so richtig, mit allem drum und dran, mit Arbeit, ner Zweizimmerwohnung und nem Baby, wie eine echte Familie.

Ihre Tage kamen nicht, der Frauenarzt rollte mit den Augen, so jung und keine Ausbildung, aber sie bekam einen Lachanfall vor lauter Glück und schaffte es, nur noch zwei Kippen pro Tag zu rauchen. Karl schrieb Bewerbungen an jede Drecksfirma. Sogar auf dem Bau hätte er geschuftet, hätten sie ihn gewollt.

Ins Krankenhaus konnte er nicht mitkommen, hatte endlich ein Bewerbungsgespräch, als Küchenhilfe in einer Kantine.

Er zog mit in ihr Appartement, aber das Baby schrie und schrie, als sei Karl nicht sein Papa, sondern sein Mörder und nachts konnte er nicht schlafen. Rosi rauchte mehr als vor der Geburt und aß weniger, trotzdem blieben die Hautlappen an ihr hängen, Karl griff manchmal rein und nannte sie fette Kuh.

Und natürlich musste er mal raus, nur mit seinen Jungs, einfach ab ins Nirgendwo. Aber er kam einfach nicht zurück von dem Trip, Mailbox tot und seine Mutter schrie Rosi an, weil sie sich so gehen ließ.

•••

Kimberley brabbelt im Schlaf. Ihre Lippen sind voll und an einer Seite zieht der Mundwinkel nach oben, wie bei Karl.

Rosi legt das Baby auf den Stuhl, bloß nicht wieder zu fest zupacken, aber das ist doch – das erträgt doch keiner, diesen beschissenen Mundwinkel. Fotzenbaby. Nein, halt die Schnauze, Rosi. Sie rennt ins Bad, nur kurz pinkeln, die Nieren tun schon weh, da schreit das Baby wieder los, als würde sie es umbringen.

Rosi reißt es hoch, drückt es an sich. »Ruhig, Honigbienchen, is ja gut.« Sie küsst das Baby auf den Mund, am liebsten würde sie den beschissenen Mundwinkel wegküssen.

Das Baby brüllt ihr ins Gesicht, sein Mund sabbert.

»Schnauze jetzt!« Rosi kneift in ihren Oberschenkel.

Das Baby schreit weiter, läuft rot an, strampelt, beide heulen um die Wette.

»Ich kann nicht mehr, hörst du! Hör auf! Hör auf!« Rosi hebt das Baby über ihren Kopf, bloß nicht hingucken, das arme Ding. Nicht schütteln, hat die Hebamme gesagt. Aber sie könnte das Ding gegen die Wand klatschen. Gegen den Scheiß-Chinakalender. Bis man nichts mehr vom Drachen sieht, weil alles rot ist und alles leise und das Ding endlich tot.

»Schnauze, hab ich gesagt!«

Sie legt das Baby auf den Linoleumboden, geht in die Küche, öffnet den Kühlschrank, nimmt die angebrochene Wodkaflasche, trinkt sie in einem Zug leer. Ihre Beine tragen sie ins Bad wie auf Watte, ihr ist jetzt warm und das Schreien dringt nur leise durch die Wattewärme. Kaltes Wasser ins Gesicht, Creme, Makeup, Puder, sie rutscht mit der Wimperntusche ab, starrt auf den schwarzen Strich unter ihrem Auge, diese Scheiße kriegt man nicht weg ohne Abschminktücher, die hat sie vergessen, musste ja schnell heim wegen Kimberley.

Das Baby schreit, als würde jemand es abstechen.

»Fresse, Mann!« Sie reibt mit Klopapier an dem schwarzen Strich herum, macht sich Kopfhörer in die Ohren, dreht voll auf, ein Gabba-Set, sie ist doch erst einundzwanzig, verdammt.

Sie nimmt heute den knallroten Lippenstift, egal heute, alles egal, heute ins Sunshine, sonst passiert dem Baby was.

Sie zieht den XL-Pulli mit dem Babykotzgeruch aus, die weite Jeans, rasiert sich die Beine ohne Wasser, ihr Kopf hämmert.

Sie wirft sich drei Koffeintabletten und zwei Ibus ein, dann muss sie wieder rüber. Das Baby guckt sie nicht an, so lange wie möglich, schnell Rock an und Top, alles kurz, sie will heute nicht allein nach Hause, egal jetzt. Lieber nicht bauchfrei, da ist immer noch zu viel Haut, da muss der Typ erst besoffen sein, aber vielleicht ist das auch okay, wenn jemand einen richtig liebt. Heute findet sie es heraus.

In der Küchenzeile macht sie ein Fläschchen warm, besser, bevor sie geht. Ist doch zum Kotzen alles, aber vielleicht bringt sie ja nen neuen Papa heute – nicht heulen, Rosi.

Dann das Baby auf den Schoß, schlimmer als gedacht, im Gesicht ganz fleckig und die Augen, diese Augen – als würde das Baby einen Killer sehen – und das Schreien hört man trotz Gabba ganz aufgedreht.

Rosi stößt die Flasche in Kimberleys Mund. »Hier. Trinken, Honigbienchen.«

Das Baby schreit und tritt und spuckt.

»Dann eben nicht. Du Fotze!« Rosi wirft ihr Top in die Ecke, zieht sich ein neues an. Das erste war geiler, verdammt.

Das Baby schreit, als würde es verrecken.

»Tschuldigung, Tschuldigung, Mama ist doch auch nur alle. Komme bald wieder, Honigbienchen, mein Liebling, bis bald. Schön schlafen, bitte, ja?« Rosi legt die Decke mit der Entenfamilie auf das Baby, es soll ja nicht frieren, dann zieht sie ihre pinke Lederjacke an und raus.

•••

Als sie Sonntagabend wieder nach Hause kommt, hat sie Josh dabei, einen echten Amerikaner.

Er trägt sie die Treppenstufen zu ihrem Appartement hoch, sie spielt mit den Kräuselhaaren auf seinem Arm. Er schwankt, hält sich am Geländer fest, sie knutschen, kichern.

Josh streicht ihr über die Wange. »Du verrückte Maus.«

Er nimmt ihr den Schlüssel ab, stochert neben dem Schlüsselloch herum, trifft endlich, stößt mit seinem Fuß die Tür auf.

Es ist ganz still in Rosis Appartement.

Rotlichtmanege

Ich zieh den Reißverschluss
meiner Haut zu
über Bauch und Oberkörper
mäandern Narben
mein Marzipanherz pocht
Zuckertränen ziehen Bahnen

Ich klebe mir ein Lächeln auf
schminke mich wie ein Clown
nicke, lache, reiche Hände
im Fall über meine Stöckelfüße

Bonbons regnen auf mich herab
wie Maschinengewehrkugeln
ich fange sie mit meinem Kussmaul
lächele, zwinkere, spreize Beine

Und wenn du in meinen Mund spritzt
meinst mich zu retten, du Ritter
mit den Pickeln auf der Nase
spucke ich Konfetti
schlage dich mit Schaumstoff
streichle dich zu Brei

Rat-Schläge

Reiß dich mal zusammen
ist man weniger allein
schon diese Frisur geht
ja gar nicht was sollen
die Nachbarn denken wird
überbewertet schalt doch
mal ab heute wird alles
anders muss ja muss ja
musst ja nicht alles immer
so eng sehen so zusammen
gerissen glänzt Enge wie
dein gerichtetes Krönchen
nach dem Fall bloß nicht
auf Fallobst macht froh

Zitronen sind doch lustig
lach doch mal echt jetzt
sei stark sei stark geh
an die frische Luft du
stellst dich an stell
dich wenigstens hinten an
sei mal bescheiden reiß
dich zusammen wie ein
richtiger Mann echt mal
und Mädchen weinen nicht
niemand hat hier weinen
zu wollen wollen wollen
wenn ich immer gekriegt
hätte hätte Fahrradkette!

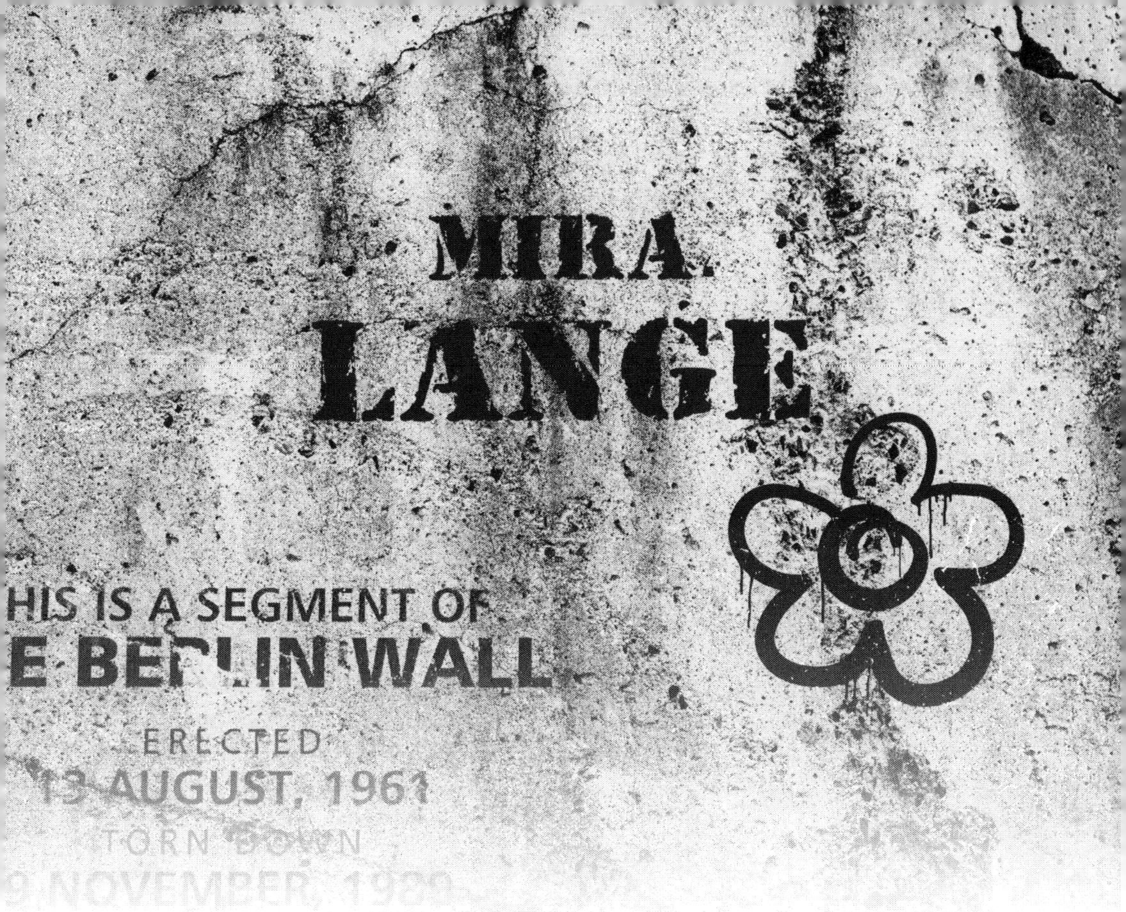

Mira Lange (1980) erlebt in ihrem Alltag vieles, das sie zu ihren Geschichten inspiriert. Nach jahrelangem Schweigen hat sie sich entschieden, ihren Ideen zuzuhören und ihnen Raum zu geben. Mit dem erlernten Handwerk sucht sie ihre Sprache in dem Gewirr in der Straßenbahn und der Stille der Bäume. Und wie sie beim Stricken, Masche für Masche und Reihe für Reihe, einen Pullover erschafft, hofft sie, dass ihre Geschichten zu einem Gebilde zusammenfinden.

Das BKS-Studium hat sie absolviert, um ihr Schreiben zu verbessern – und sie erkannte dabei, dass sie das Gelernte auch gern weitergeben möchte.

BRIEFE VON DIR

BRIEFWECHSEL

Kiki. Es fällt mir schwer, Liebste zu dir zu sagen. Denn lieb hab ich dich nur schwerlich. Obwohl du mich so sehr liebst, dass du alles gegeben hast, dass ich dich höre und endlich ernst nehme. Und du gibst immer noch alles, dass ich von dir nicht weggehe. Nicht wieder weglaufe zu diesem Schwein, das mir nicht gut tut.

Und liebe Kiki, ich weiß das und wusste das immer. Was soll ich sagen, als einfach ehrlich zu dir zu sein? Moment, ich brauche einen Kakao … Dein Mensch.

Ach Mensch! Das ist unfassbar! Du spinnst ja wohl! Ich bin das Beste, das dir passieren konnte und du hängst dich an den! Dieses Schwein! Funktionieren ist ein Arschloch! Und du hast nichts Besseres zu tun, als dieses Etwas in dein Leben zu lassen. Und komm' mir nicht mit: »du konntest nicht anders«! Was ist mit mir!? Kiki!

Ach Kiki. Du Goldstück. Du Perle fürs Leben. Mit deinen bunten Haaren und deiner schlanken, fast schmalen Figur, androgyn. Und langsamen Ganges. Wenn du nicht so stark wärst, obwohl du nicht so erscheinst, könnte alles wie bisher weitergehen. Ja, mit Leid, wegen dem Funktionieren, dass mir etwas fehlen würde, ich mir selbst in die Tasche lüge. Es wäre schon okay so. Dein Mensch.

Ach Mensch. Schön, dass du ehrlich bist und sagst: »Dir selbst in die Tasche lügen«. Und ich will nicht wissen, was dich an dieses Schwein bindet. Sieh nun, wo du deswegen gelandet bist: Weg von allem, was dir sonst lieb und treu war und ist. Weggebrochen wie ein ausgewachsener Baum im Sturm, wo du die Wurzeln zu flach gehalten hast und dir hoch hinauswachsen wichtiger war. Und ich habe dir die letzten Jahre zugerufen: falscher Weg! Mensch!

Ach Kiki, Recht hast du. Und als Angst ist es ja auch dein Job, mir das zu sagen. Und dennoch ist es schwer, auf dich zu hören. Als Kind durfte ich nicht ängstlich sein und es half mir nur das Weitermachen. Und nun habe ich Angst vor allem, dem Leben selbst. All diese Aufgaben, all das, was ich schaffen muss. Mein Mut, Jun, sagte einst: »Lauf!« Aber nun habe ich keine Kraft dafür. Stattdessen sagt sie: »Bleib!« Seltsam, oder? Dein Mensch.

Ach Mensch. Anscheinend ist es dir nicht aufgefallen: Jun und ich arbeiten zusammen. Wir sind Soul Sisters. Wir waren immer für dich da und haben dir geholfen. Und das nicht, weil es »unser Job« ist. Wir sind ein Teil von dir und lieben dich. Deine Kiki.

Meine Kiki. Was für ein Bild ich bisher von dir hatte: Wie eine Diva bist du durch mein Leben getrampelt, manchmal gerauscht. Ich fand dich immer zu laut und aufdringlich. Dagegen wirkte Jun in ihrem Flatterkleid und mit Strahlegesicht so leicht, nun eher schwer wie eine Lederjacke und mit Stiefeln an den Füßen, am Boden festklebend. Wo ist ihre Leichtigkeit hin? Die Luftigkeit meiner Zwanziger? Und nun bist du meine Lebensretterin, oder Retter? Heilsbringer, oder Bringerin? Dein Mensch.

Ach Mensch. Was soll ich denn alles noch sein?! Erst hörst du mich nicht und dann hebst du mich in die Lüfte! Lass mal, ich habe Höhenangst. Höhenflüge waren dein Metier. Und dann bist du abgestürzt und traust dich seitdem nichts mehr. Nun muss ich herhalten für Ausreden und Verstecken. Nie mache ich es dir recht! Kiki!

Oh Kiki. Bist du sauer? Oh nein, das wollte ich nicht. Oh, jetzt bekomme ich Bauchschmerzen. Oh nein. Aua. Mensch.

Mensch, eh! Jetzt ist aber mal gut. So nimmst du mir immer die Luft zum Weiterreden und ich kann nicht weiter sauer sein. So wird es ja nie etwas! Ich bin doch nicht das Problem. Deine saure Kiki.

Oh Kiki. Das tut mir leid. Du bist nicht das Problem? Dieser Satz macht keinen Sinn für mich. Wie kommst du auf Problem? Probleme sind Dinge, die der Mensch nicht lösen kann. Und ich will dies hier, diesen Kreislauf lösen, auflösen, auslöschen vielleicht sogar. Es ist sehr herausfordernd für mich, mit dir zu leben. Gefühle können so viel Unheil anrichten und deswegen verbringe ich wenig Zeit mit ihnen. Sie sind so ungestüm, wild, ungezügelt, wie im Wind hin und her. So unlogisch und schwer zu fassen. Alles andere kann ich besser. Tut mir leid, dein Mensch.

Ach Mensch. Ja, das weiß ich alles schon. Und gerade weil du mit uns nicht so gut kannst, liegt da der Hase im Pfeffer. Eine No-Go-Area, die du meidest wie ein Kriegsgebiet. Verständlich. Nur ist es das nicht. Wir sind doch keine Kriegs … irgendwas. Also komm' mal rüber und verbring' mit uns Zeit, wir schmeißen für dich eine Party, Jun und ich. Deine Kiki.

Was, Kiki?! Ne Party für mich? Oh, äh, nice. Das hat noch nie jemand für mich gemacht. Danke. Gerne. Aber keinen Alkohol bitte. Ist igitt! Ja, das wird wohl mal Zeit, dass ich mehr Zeit mit euch habe. Vielleicht sollten wir wöchentliche Dates einführen. Dein Mensch.

Ach Mensch. Schau, wird doch. Mehrere Dates in der Woche bitte, lohnt ja sonst nicht. Und dass du wieder Bücher liest, da bekommen wir auch gut Platz, Raum, Zeit mit dir. Du weißt ja, wir sind ein bunter Haufen, mit uns wird es nicht langweilig. Und wieder durch die Wohnung tanzen, sich ohne Weiteres verlieben. Nur um des Gefühls willen. Wütend Kissen schlagen. Was du willst. Fühl dich frei. Deine Kiki.

Jetzt doch, liebste Kiki. Wie lieb von dir. Frei … soll ich mich fühlen. Oh Mann, was für eine Herausforderung. Wenn ich mal ehrlich bin, habe ich mich immer durch dich unfrei gefühlt. Ich erinnere mich, dass eine Freundin mal sagte, ihre Angst wohne in ihrem Bauch und da tue es ab und an mal weh. Du wohnst für mich überall, bist ständig da und quatscht mich zu damit, wo ich aufpassen soll und was richtig ist zu tun. Das setzt mich so unter Druck. Wie können wir da je Freunde werden? Dein Mensch.

Tja, Mensch. Hast du aber Glück, dass wir es längst sind. Als du jünger warst, sogar beste. Du bist mit mir im Rücken mutig vorangeschritten, hast dich ausprobiert und Neues versucht. Aber irgendwann hast du damit aufgehört und es mir in die Schuhe geschoben. Falsche Schuhgröße, Darling. Dabei habe ich nur das getan, was wir immer taten. Doch du wolltest nicht mehr. Du bliebst lieber sitzen statt aufzustehen. Auf deine Probleme und Sorgen starrend statt darauf, was dir Spaß und dein Leben bunt macht. Seither harre ich neben dir und warte. Deine Kiki.

Äh, Kiki. Das klingt, als wolltest du wirklich ein Date, also mit mir. Ein Date?! Ich weiß nicht, ob ich das schaffe, bei allem, was zu tun ist. Und mit meinen dunklen Stunden dazwischen. Ja, früher hatte ich weniger Angst, da war Unsicherheit aushaltbar. Aber heute, bei all der Verantwortung? Wie denn auch? Und dann wird ein Date mit mir sehr emotional, allein Angst ist das Gefühl, das da ist. Alle anderen sitzen im anderen Raum, bei Kaffee und Kuchen. Mein Raum ist leer von ihnen, nur ich mit mir. Als wären sie weggelaufen. Na gut, kann ich schon verstehen. Ist nicht lustig mit mir. Ich würde auch gern gehen. Dein Mensch.

Ach Mensch, ich warte auf das Date. Deine Kiki.

Mensch Kiki. Du bist für mich da, wenn du über mich kommst. Du willst mit mir reden, weil ich dir wichtig bin. Ich verstehe nun langsam. Wie ein treuer Hund bellst du, wenn du Gefahr witterst. Und das nur so laut, weil ich mir selbst nicht zuhöre. Ich weiß schon gar nicht mehr, wann ich das letzte Mal weinte. Und meine Freude sehe ich manchmal nicht als echt. Obwohl ich ein sehr freudiger Mensch bin. Oh Mann … Dein Mensch.

Ach Mensch, lass uns nur mal endlich auf ein Date bei Kaffee oder Pizza treffen. Du bist jetzt wohl doch so weit, dass wir uns in echt mal sehen. Deine Kiki.

Oh Kiki. Ein Date. Ähm, also gut. Pizza klingt lecker. Dein Mensch.

Nicht gleich morgen, Mensch. Vielleicht so nächste Woche. Und dann gern etwas Gesundes, dein Bauch denkt und fühlt ja mit. Deine Kiki.

P.S.: Du darfst weiterhin Briefchen schreiben.

Gut, Kiki. Nächste Woche. Und etwas Gesundes, also gesunde Pizza. Das wird gehen. Dein Mensch.

P.S.: Briefchen kommen.

Gut, Mensch. Ich freue mich, deine Kiki.

ERINNERUNGEN

FREEWRITING

Ich wurde geboren elf Jahre vor der Wende, die so viele erhofften und doch so wenige erträumten. Wo man anstand für angedatschte Bananen, Kohle in die Keller schleppte, durchziehende Wohnungen mit bröckelndem Putz. Innen wie außen.

Liebstes Kind. Du schaust in letzter Zeit sehr oft um die Ecke, springst irgendwo hervor und willst mit mir reden. Das ist nicht das Erschreckende daran, sondern eher, wie oft es in letzter Zeit passiert. Was hat dich aufgeschreckt, liebes Kind? Was macht dich unruhig? Dass du so oft dich an meinen Tisch setzt, mich daran erinnerst, was du erlebt hast und jetzt darüber reden willst?

Kinder spielen auf geteerten Höfen Hochzeit. Babys weinen sich in der Woche in den Schlaf, damit ihre Eltern den Staat am Laufen halten. Und können dafür in Wohnungen mit Zentralheizung und gleichem Schnitt ziehen. Die Betonhäuser sind auf Felder gebaut. Gleichklang und Luxus für die erschöpften Gemüter mit Hof voll Wiese und Spielplätzen.

Liebstes Kind. Ja, es ist so vieles Schlimmes passiert. Und darüber zu klagen ist dein Recht. Aber alsbald schmeckt das wie ein fahler Kaugummi, der den Geschmack verloren hat. Und ich werde über das Reden darüber müde. Und das nicht nur, weil du abends auch gerne ankommst. Gibt es denn nichts Gutes? Ist denn gar nichts Gutes passiert?

Alles Westliche ist als böse verschrien, der Feind muss bei Olympiaden besiegt werden, mit dem großen Bruder. Niemand darf mit Plastiktüten und Westjeans zur Schule kommen. Kirchenkinder dürfen nicht studieren. Brave Kinder haben das alles nicht nötig.

Liebstes Kind. Du musst vieles alleine machen, jetzt schon in einem jungen Alter so vieles selbst entscheiden und so vieles alleine aushalten. Mit wem könntest du reden, wer nimmt dich in den Arm und tröstet dich? Außer du dich selbst? Und doch schau, was du hast: Ein Dach über dem Kopf, ein Bett mit Kuscheldecke, Regale voller Bücher und du kannst zur Schule gehen. So viele andere haben das nicht. Natürlich ist das kein Wettbewerb. Und natürlich fehlt dir einiges, trotz allem.

Hobbys und Lieblingsbeschäftigungen werden dem Bild des Staates hinzugeklebt. Alle sind Freunde. Es herrscht der Frieden über Genossen und Genossinnen. Denn alle sind immer bereit.

Liebstes Kind. Erinnere dich daran, wie Weihnachten gefeiert wird, jedes Jahr. Du bekommst Geschenke, es wird ein Weihnachtsbaum aufgestellt, den ihr zusammen schmückt. Und es gibt Kartoffelsalat mit Bockwurst. Oder die kleinen Momente, wo dein Vater Spaß macht und dich zum Lachen bringt. Oder wo deine Mama mit dir redet, während ihr in der Küche das Geschirr sauber macht. Natürlich sind das nur kurze Momente, aber sie sind da.

Steinerne Gesichter in den Bussen und Straßenbahnen. Die Sprache rotzig wider den Staat, gibt Klang zum Geschimpfe und Gemecker. Nichts darf, alles muss. Ein bisschen Freude dafür in den eigenen vier Wänden.

Liebstes Kind. Nun bist du groß und stellst Fragen. Und bekommst Antworten: dass deine Mama dich lieb hat und auf dich stolz ist. Sie wollte dich nie weggeben. Und dein Vater war auch eine Weile noch da, bis er nicht mehr konnte. Und nun lässt er dich in Ruhe, du hast Freiraum von ihm. Du lebst dein Leben mit den Aufgaben, die du bewältigen kannst. Du kommst nicht irgendwie nur durch, du kommst mehr als nur zurecht.

Und dann kommt sie, die Wende. Ersehnt und unerwartet. Ein Fehler hat es provoziert. Und das Volk jubelt. Und plötzlich gehen die Türen auf, dahinter erstrecken sich Möglichkeiten. Unbekannt und ungeahnt. Ein so großer, freier Raum. Es ist schwer, sich zu entscheiden. Vorerst.

Liebstes Kind. Sieh, wie lange dein Lebenslauf ist, was du geschafft hast. Und das nicht um des Schaffens willen. Sondern, weil du es kannst! Das allein hat dich erkennen lassen, was du wirklich kannst und willst. Und nun lebst du alleine in einer Wohnung und niemand sagt dir, was du tun und lassen sollst. Du hast eine Arbeit, die Gewicht hat in der Gesellschaft. Und du ziehst einen zukünftigen Steuerzahler groß. Wer kann das schon alles von sich behaupten?

Doch erst muss es groß werden, das Kind dieses verstorbenen Staates. Eine neue Welt entdecken und kennenlernen. Eine neue Sprache lernen, die der alten doch so ähnlich klingt. Doch die alte Haut will nicht ab, fest wie ein Schutzschild. Und kaum einer will sie auch ablegen. Neues macht mehr Angst.

Liebstes Kind. Ja, es sieht danach aus, da ist mehr Leistung als Herzblut. Oder Gefühl. Und vielleicht findest du deine Gefühle ja wieder. Dein Herzblut. Doch du tust jetzt schon, was dir Spaß macht und hast Freude im Leben. Wer kann das schon von sich sagen? Natürlich kein Wettbewerb.

Die neuen Wege werden erkundet, nach alten Gefährten wird Ausschau gehalten. Eine neue Stadt wird bezogen, die alte Sprache gibt Wohlgefühl. Der Kopf wird endlich benutzt, Gefühle werden im Zaum gehalten. Die alte Haut wird nur stückchenweise abgelegt, mit der neuen verwoben. Sicherheit muss sein.

Liebstes Kind. Du bist dein Leben lang auf dem Weg. Und du hast Zeit. Für alles, was noch kommt, und für dich. Es liegt bereit vor dir und wartet auf dich. Und wie mutig du bisher warst! Was du dich alles getraut hast! Das ist nicht weg, das ist immer da. Ja, zweifle, sonst bist du dir nicht sicher. Und ja, hab' Angst, auch wenn es nur ein Gefühl ist. Denn da sind noch viele andere.

Also, lauf, mein liebstes Kind, und habe eine schöne Reise.

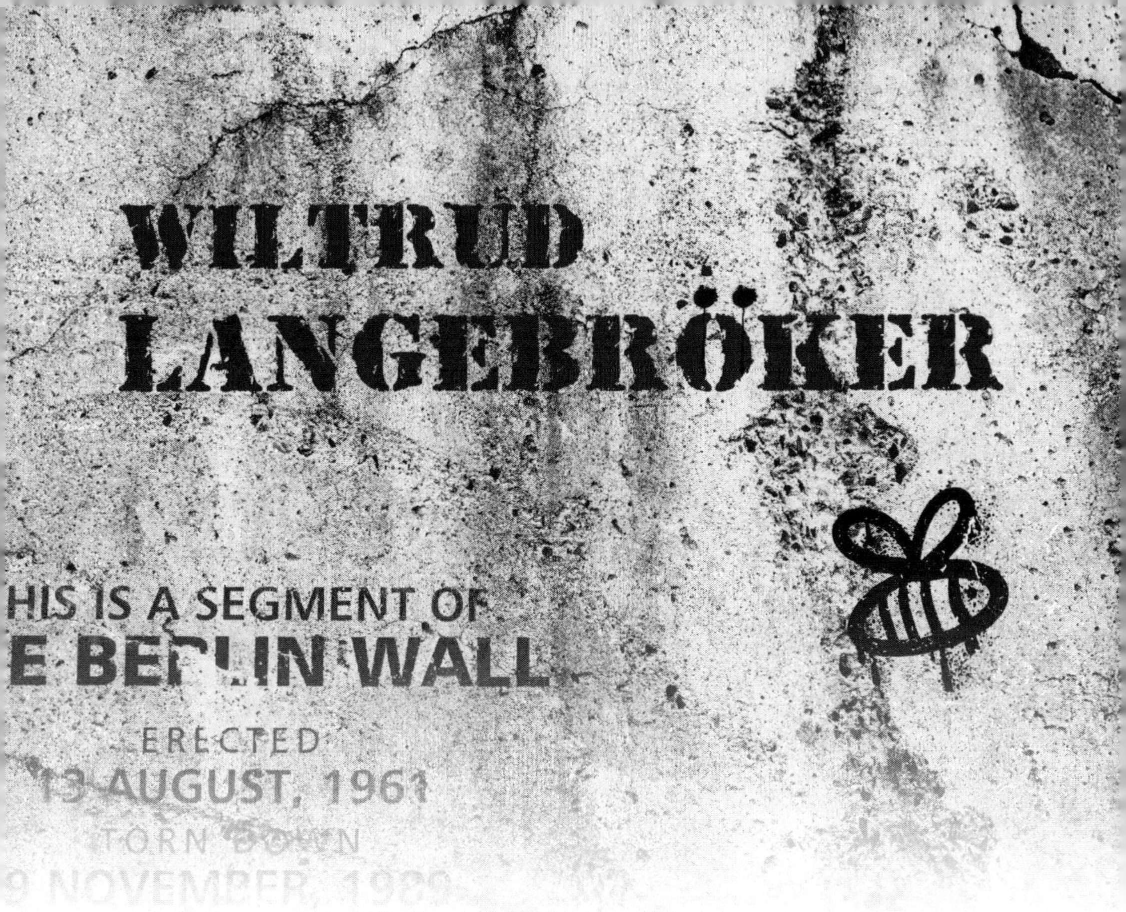

Wiltrud Langebröker (1966) ist eine Westfälin, die sehr mit der Landschaft und ihrer Umgebung verwurzelt ist. Sie liebt besonders die flache Landschaft und den oft tief liegenden Himmel, den sie schon häufig malerisch aufs Blatt gebracht hat. Malerei, Lyrik und Geschichten schreiben gehören ihrer Meinung nach zusammen. Eigentlich wollte sie immer schon ein Buch schreiben, bis jetzt fehlt ihr aber noch der Plot. Nun stellt sie sich eventuell ein Sachbuch vor.

In ihrem letzten Studiengang der Intermedialen Kunsttherapie hat ihr das Seminar des kreativen Schreibens mit am besten gefallen und sie wollte das Thema danach noch vertiefen. Mit dem BKS-Studiengang hat sie genau das richtige Studium gefunden, um ihre Neugierde zu stillen, neue Impulse zu bekommen und interessante Leute kennenzulernen. Schreiben ist für sie ein wunderbares Mittel, sich selbst auszudrücken und sich in der Welt zu verorten.

DAS BLAUE T-SHIRT

KURZGESCHICHTE

Die Haut ihrer Wange berührte die glatte Holzfläche ihrer Schreibtischplatte. Ihre Hände lagen flach daneben. Die Holzfläche fühlte sich kühl an. Sie konnte mit ihren Fingerspitzen die Rillen im Holz spüren.

Ihre Augen wanderten über den Rand des Schreibtischs die Wände entlang. Es gelang ihr nicht, den Kopf zu heben, ohne dass ihr Kopf schmerzte. Nie wieder wollte sie den Kopf heben. Den Kopf heben bedeutete, wieder am Leben teilzunehmen. Sie wusste nicht, ob sie das noch wollte.

Diese Position hatte etwas Tröstendes. So konnte sie sich ausruhen, ihre Ohnmacht war ihr weniger präsent.

Still war es in dem Zimmer. Sie lauschte. Sie konnte den Wind hören, der auf die schrägen Dachfenster drückte. Die Scheibe war noch mit einzelnen Tropfen besprenkelt, vom Regen des Nachmittags. Von unten hörte sie Stimmen.

Sie war unfähig, sich zu bewegen. Sie fühlte eine so große innere Starre, die es ihr unmöglich machte, sich zu regen. Es war erstaunlich, dass ihr Herz sich nicht ihrem Willen beugte und noch selbstständig schlug und dass ihr Atem regelmäßig ihre Lungen befüllte. Ganz ohne ihr Zutun. Sie fühlte nichts. Sie konnte nicht mal weinen. Jede Regung ein Kraftakt.

Die Wohnung roch nach Staubsauger und der Möbelpolitur, die sie benutzt hatte. Sie setzte sich auf die Sessellehne und war verzweifelt. War das das Leben, das sie sich vorstellte?

Die Kinder waren im Kindergarten und in der Schule und bekamen nichts mit von ihrer wachsenden Unzufriedenheit. Sie fühlte sich gelangweilt und nutzlos. Wie kam das?

Vor nicht allzu langer Zeit war ihr noch ganz anders zumute gewesen. Sie waren als Familie in ein Haus zusammengezogen. Ihre Schwiegereltern wohnten nebenan und sie konnte so auch hin und wieder was Eigenes machen, weil die Kinder auch gerne zu ihren Großeltern gingen. Sie hat keine Ahnung, warum irgendwann die Stimmung gekippt war. Sie grübelte schon seit langem darüber nach, kam aber zu keinem Ergebnis. Es war wahrscheinlich, weil sie sie war. Was so anders an ihr war, konnte sie jedoch auch nicht sagen. Eine, die eigene Ideen hatte, die wohl gerne zuhause war, aber den Haushalt und den Garten nicht als lebenserfüllende Aufgabe sah. War das was Besonderes? Sie hatte Pläne und Ziele, die nicht konform mit den Vorstellungen ihrer Schwiegereltern zu sein schienen. Zunehmend hatte sie das Gefühl, von ihnen ignoriert zu werden. Es wurde vorher auch nicht viel gesprochen, aber jetzt war eine Stille im Raum, die greifbar und auch sehr unangenehm war. Wenn ihr Mann nach draußen ging, um mit seinem Bruder eine Zigarette zu rauchen, fühlte sie sich regelrecht allein gelassen und ihr Puls begann zu rasen. Sie wusste auch nicht, was die Schwiegereltern den anderen Verwandten erzählt hatten, aber wenn sie mit ihnen am Tisch saß, hatte sie das Gefühl, alle schauten durch sie hindurch oder an ihr vorbei. Sie fühlte sich dermaßen unwohl, dass sie hätte in ein Loch unter dem Tisch versinken mögen, wenn es sowas gegeben hätte. So ertrug sie diese demütigenden Situationen still und erfand Ausreden, warum sie aufstehen und zwischendurch nach Hause gehen konnte. Dann kam sie einfach nicht wieder zurück.

Was war sie nur für ein Mensch? Was war mit ihr nicht richtig? Was hatte diese Situationen verursacht, in die sie nun regelmäßig geriet?

Ihr Mann war ihr auch keine Hilfe. Wenn er mit seinem jüngeren Bruder zusammen war, achtete er nicht mehr sonderlich auf sie. Er freute sich immer so, wenn er seinen Bruder sah. Sie hatten sich einfach auch viel zu erzählen. Sie schien dann überflüssig zu sein.

Die Kinder spielten unterdessen mit den beiden Cousins, die sie sehr mochten, aber leider nicht häufig sahen. Sie war froh, dass die Kinder ihre zunehmende Unsicherheit und Verstörtheit nicht mitbekamen. Sie hoffte es jedenfalls und tat alles dafür, dass es auch so blieb.

•••

Im Garten blühten schon die ersten Narzissen und unter dem Baum kämpfte sich der Bärlauch aus dem Boden. Sie war froh, dass die Sonne an Kraft gewann und sie sich wieder mehr draußen aufhalten konnte. Das lenkte sie ab und sie hatte viel zu tun. Sie mochte es gerne, wenn sie die Blumenkästen wieder herausholen und bepflanzen konnte. Aber das würde noch etwas dauern. Sie hob ihren Kopf in die Sonne und schloss die Augen. Warmer Wind strich ihr über die Wange. Wie sie doch den Frühling liebte.

Sie holte die Kinder vom Kindergarten und der Schule ab und kochte ihnen ihr Lieblingsmittagessen. Anschließend durften die Kinder etwas Kinderstunde gucken und sie konnte die Küche saubermachen. Das war immer eine entspannte Zeit, da es leise war und alle sich von der ersten Hälfte des Tages etwas ausruhten. Nachmittags gingen die Kinder oft in den Garten und spielten dort mit den Nachbarskindern. Manchmal besuchten sie die anderen Kinder auch. Das war immer schön. Sie konnte sich dann mit den anderen Müttern aus der Nachbarschaft unterhalten und austauschen. Zwar waren das oft etwas oberflächliche Gespräche, aber sie mochte es trotzdem. Mit einer Frau hatte sie sich in den letzten Monaten mehr angefreundet. Darüber freute sie sich, war aber vorsichtig und hielt noch etwas Abstand, da sie schon nicht mehr glauben konnte, dass jemand an einer Freundschaft mit ihr interessiert war.

Nachmittags um vier kam ihr Mann meistens nach Hause. Dann tranken sie zusammen Kaffee und sie hörte ihm zu, was er von seiner

Arbeit zu berichten hatte. Sie saßen in der Küche und im Sommer gerne auch auf der Terrasse. Er hatte immer viel zu berichten, erzählte stets, wenn es irgendwo Ärger gegeben hatte oder wenn der Chef blöde Anweisungen gab. Auch über den neuesten Tratsch berichtete er. Es interessierte sie eigentlich gar nicht, weil sie die meisten seiner Arbeitskollegen gar nicht kannte. Aber sie lächelte ihn immer an und machte ein interessiertes Gesicht.

Wann hatte sie aufgehört, sich ihm zugehörig zu fühlen? Diese innere Teilnahmslosigkeit machte sich immer mehr in ihr breit. Es war, als hätte sie etwas nach innen gesogen. Äußere Geräusche oder gar Emotionen erreichten sie kaum noch. Alles war wie aus der Ferne zu hören, als hätte sie Watte in ihren Ohren. Watte in ihren Augen. Überall Watte. Auch um ihr Herz. Watte …

Sie wusste allerdings, wie sie sich in entsprechenden Situationen zu verhalten hatte. Lächelte, wenn gewünscht, und gab vernünftige Antworten. Sie fiel einfach nicht auf.

Immer mehr hatte sie das Gefühl zu verschwinden. Als würde sie blasser und ihre Kleidung würde sich langsam mit der Umwelt verweben. In den gleichen Farben, sodass man sie gar nicht mehr wahrnahm.

Als sie damals in ihr Haus zogen, hatte sie sich zunächst gefreut. Ein Haus, das wünscht sich ja jede Familie. Aber hinter dem Haus, da war der Friedhof. Nicht, dass sie Angst vor Friedhöfen gehabt hätte. Das war es nicht. Sie liebte solche Orte. Das Licht war dort oft ganz besonders, gerade im Frühling. Was ihr Angst machte, war, dass sie nun dort zu bleiben hatte, bis sie alt war und starb und dann auf dem Friedhof landete. Diese Starre, dieses Festgehaltenwerden machte ihr Angst. Das fühlte sich an wie Blei an den Füßen und Handschellen an ihren Händen. Sie konnte sich ihre Gefühle selbst nicht erklären, hatte sie sich doch sehr über das Haus gefreut. Es fühlte sich erst richtig an. Aber dann stand sie plötzlich davor und hatte diese ganz anderen Gefühle. Das verwirrte sie sehr und das erwartete Glücksgefühl blieb einfach aus. So als wäre es beim Umzug einfach aus dem Transporter gefallen.

Sie träumte in der ersten Zeit nach dem Einzug oft. Im Traum lief sie an einem Strand entlang. Der Wind blies ihr ins Gesicht. Sand wirbelte herum und das Meer war ziemlich rau. Der Himmel war wolkenverhangen mit schweren Regenwolken, die ziemlich schnell davontrieben. Sie trug ein blaues T-Shirt und eine Jeans, die ihr ziemlich lose an der Hüfte hing. Sie schien dünner zu sein als sonst. Oft stand sie im Traum lange am Strand. Sie konnte den Wind heulen hören und wachte oft davon auf. Manchmal blieb sie aber tief in ihrem Traum und sah sich ins Wasser laufen. Ihre Hose war erst nur unten am Saum nass, aber dann ging sie immer weiter und irgendwann schwamm sie. Sie war nun komplett nass. Die Kleidung wurde schwerer und zog sie immer weiter runter.

Ihre Kinder standen am Strand und sahen ihr nach. Sie sah sie schon gar nicht mehr. Die Wellen schwappten ihr über den Kopf. Sie schnappte nach Luft und tauchte unter.

Jedes Mal, wenn sie keine Luft mehr bekam und tief nach Luft rang, wachte sie auf. Ihr Mann bekam das nicht mit. Er schlief ruhig neben ihr. Aber ihr Herz raste, sie hatte Schweißperlen auf der Stirn und konnte erst langsam ihren Atem wieder beruhigen. Oft stand sie dann leise auf und ließ sich im Bad Wasser über Hände und Gesicht laufen.

Eines Tages sagte sie ihrem Mann, dass sie so nicht weiterleben könnte. Ja, sie hatte alles, was sie sich je gewünscht hatte. Es gab nichts, was sie sich noch wünschen konnte. Trotzdem fühlte sie sich jeden Tag etwas mehr tot. Ging das? Toter als tot? Ist man dann schon im Auflösen begriffen? Sie konnte es ihm nicht erklären. Er war ratlos; verstand sie nicht. Wie könnte er? Er lebte ja und sie war schon lange tot.

Was sie denn wolle? Was sie denn bräuchte? Wie sie nur so undankbar sein könne?

Wie sollte sie es ihm sagen? Wie sollte sie ihm begreiflich machen, dass sie es auch nicht wisse. Dass sie sich selbst suchen müsse, ihr Innerstes wiederfinden, den toten Körper aus dem Meer heben und ihn wiederbeleben müsse. Ihm mit jedem Atemstoß wieder Leben einflößen müsse. Ihm eine Herzmassage geben müsse, damit das Herz wieder anfinge zu schlagen. Dass sie alle liebte, jedoch daran kaputt ging.

Sie sah seine Hand nicht, die mit lautem Knall auf ihre Wange klatschte. Sie war völlig überrascht, taumelte und fiel auf den glatten Küchenboden. Mit schnellen Schritten ging er davon. Sie sah, dass es ihm leidtat.

Der Kopf schmerzte und sie brauchte eine Weile, bis sie ihre Gedanken ordnen konnte und aufstand.

Sie wusste plötzlich, was zu tun war. Und als sie später im Auto saß und rückwärts aus der Einfahrt fuhr, ließ sie ihren Blick noch einmal über den Hof mit den ersten Narzissen gleiten. Dann sah sie das blaue T-Shirt, das bei der Nachbarin auf der Leine hing und im Wind flatterte.

Sie stand dort noch eine Weile, sah aus dem Fenster. Und dann gab sie Gas.

Sehnsucht

Ich bin wieder da.
Lang war der einsame Flug,
die Stunden davor
waren schaurig kurz.

Die Zeit zusammen war wunderbar,
der letzte Tag tränenfeucht,
die Sehnsucht schon vorher
alptraumartig.

Wann sehe ich dich wieder?
Verknote Finger in Deine?
Lass' den Sommer Sommer sein,
und leg mich zwischen deinen
Wimpern nieder?

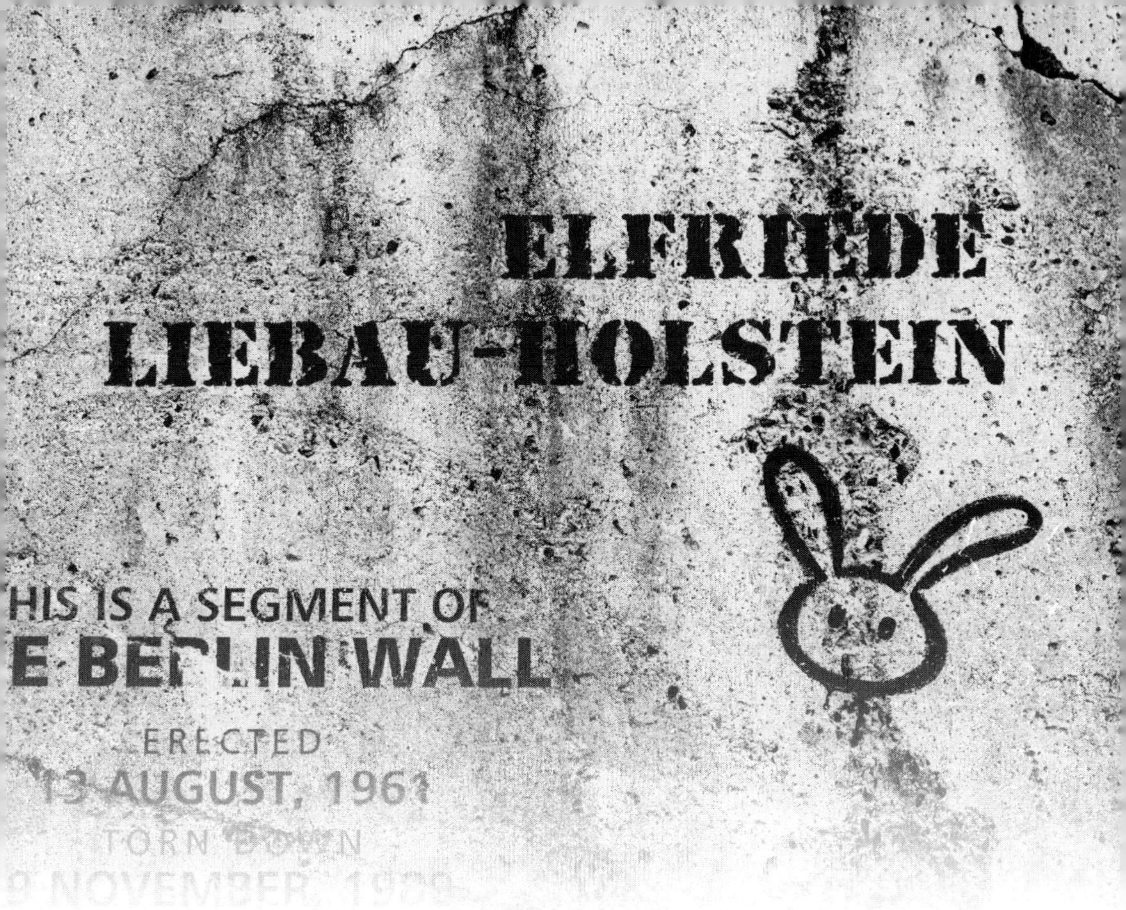

Elfriede Liebau-Holstein (1953) lebt zwischen Marburg und Kassel. Aufgewachsen in den 50er-Jahren, zählt sie zur Generation der Nachkriegskinder, deren Eltern und Verwandte den Zweiten Weltkrieg oder beide Kriege persönlich miterlebt haben. Das hat sie geprägt und zeitlebens beeinflusst. Bereits in der Jugend engagierte sie sich in einer politischen Partei, später als evangelische Pfarrerin, für die Friedensbewegung. Texte und Predigten zu schreiben sowie Menschen in schwierigen Lebenssituationen zu begleiten, gehörte viele Jahre zum Berufsalltag. Nach einer gesundheitlichen Krise startete sie nochmal neu und studierte »Biografisches und Kreatives Schreiben« an der Alice Salomon Hochschule Berlin.

Ein Weg von der Profession zur Mission. Heute möchte sie Menschen mit Krebserfahrung die Wirkung des Schreibens als »Heilmittel« gegen die zerstörerische Kraft des Krebses näher bringen.

Die Prüfung

Der Tag erwacht mühsam, die Hände zittern.
Viel zu früh ging der Schlaf auf Reisen,
im Dunkel wurden sinnlose Nachrichten getwittert
als ruhelos gefangen, unaufhörlich Gedankenketten
kreisten.
Trübe Augen, aschfahles Gesicht, müde Gestalt
wird aufbrechen, die Lampe anzünden,
denn die Prüfung beginnt alsbald.
Geht ihren Weg, voran, voran.

TILOS ACHTERBAHNFAHRT

KURZGESCHICHTE

Nach einer kurzen Unterhaltung über die Sommerferien eilte Tilo davon. Sein bellender Husten hallte von den Flurwänden wider. Edith blieb allein zurück.

»Was ist bloß mit Tilo los?«, wunderte sie sich. In diesem Moment ahnte sie noch nicht, dass das Band zwischen ihnen bald noch enger werden würde.

›Wahrscheinlich lag's an der Klimaanlage. Ich muss mich erkältet haben‹, dachte Tilo bei sich. Trotz Urlaub war er nicht erholt. Seit Längerem fühlte er sich müde und niedergeschlagen. Die nächtlichen Hustenattacken raubten ihm und seiner Frau den Schlaf. ›Entweder war der Korrektur-Marathon zu viel oder die zwei Wochen Urlaub zu wenig. So kann es nicht weitergehen‹, überlegte er.

Tilo beschloss, seinen Hausarzt aufzusuchen. Danach ging alles sehr schnell. Man überwies ihn sofort ins Stadtkrankenhaus. Dort wurde die Lunge geröntgt und zusätzlich ein CT veranlasst.

Am Ende der Generaluntersuchung durch den Facharzt blieb nichts als ein undurchsichtiges Lächeln. Der Doktor verkündete schließlich, dass die Untersuchung beendet sei.

»Ziehen Sie sich an und holen Sie Ihre Frau.«

Dann saßen beide nebeneinander vor ihm. Warteten. Der Facharzt, ein junger Mann, legte ein Papier vor sich auf den Tisch. Das schien eine Ewigkeit zu dauern. Dann wandte er sich an Tilos Frau.

»Ihr Gatte leidet an einer tödlichen Krankheit.« Dabei klebte sein Blick am Monitor auf dem Schreibtisch.

»Das Zimmer drehte sich um mich herum, meine Brust wollte explodieren. Meine Arme wurden taub, die Beine waren wie Gummi«, wird Tilo eines Tages zu Edith sagen.

»Ich denke, dass ich offen sein kann«, teilte der Arzt seiner Frau mit. Tilo betrachtete sie. Ihr Gesicht war vom Schrecken gezeichnet. Sie starrte den Doktor fassungslos an. Der Arzt fuhr fort: »Heilung ist unmöglich, es gibt kein wirksames Therapeutikum, trotzdem tun wir alles, was möglich ist.«

Seine Ehefrau unterbrach den Arzt mit der Frage, die Tilo nicht zu stellen wagte: »Wie lange noch?«

Die Antwort kam schnell und wirkte grob: »Ungefähr ein Jahr – wenn er Glück hat.«

Jedes einzelne Wort dieses Gespräches wird sich tief in Tilos Gedächtnis einbrennen, wird ihn nicht mehr loslassen, ihn in zahllosen, schlaflosen Nächten verfolgen. Auch, was danach passierte, blieb haften.

»Ich stand auf, wankte zur Wand und hieb mit den Fäusten auf sie ein. Am liebsten wäre ich zum Tisch hinübergegangen, um dem Doktor mit der Faust die Nase zu brechen«, sagte Tilo später.

Der Arzt wandte sich stattdessen an seine Frau: »Ich weiß, was Ihr Mann empfindet.«

Mit den Söhnen redeten sie noch am selben Abend. Sie waren fast erwachsen, der eine studierte, der andere besuchte die Oberstufe. Beide lebten noch im Elternhaus. Wie sollte man den Kindern eine solche Nachricht überbringen?

Sie hatten sie in die Küche geholt und ihnen erzählt, was der Facharzt mitgeteilt hatte.

»Am Ende weinten alle«, meinte Tilo.

Vier Tage später wurde die Diagnose durch zusätzliche Untersuchungen am Universitätsklinikum in Marburg bestätigt. Es überraschte ihn nicht mehr. Man schlug vor, sofort mit einer Chemotherapie zu beginnen. Der Tumor müsse erst kleiner werden, bevor man ihn operieren könne. Tilo war sich nicht sicher, was er tun sollte. Seine Gefühle fuhren Achterbahn. Manchmal sah er ein Fünkchen Hoffnung am Horizont aufleuchten.

Vielleicht käme er davon, wenn er sich nur streng daran hielte, was die Ärzte verlangten?, überlegte er. Dann wiederum verlor er sich in endlosen, düsteren Grübeleien. In diesen Momenten verkroch er sich in der Einliegerwohnung im Keller. Tilo gab vor, sich und seine Familie vor Corona schützen zu wollen. »Corona hätte ihm gerade noch gefehlt«, erklärte er den anderen.

Letztendlich willigte er in eine Chemotherapie ein. Sie sollte nächste Woche beginnen.

Ein Freund kam vorbei und fragte: »Wie fühlt man sich so, wenn einem gesagt wird, dass man bald sterben wird?«

Tilo wusste darauf keine Antwort. Niemand sollte erfahren, wie es in ihm aussah. In den ersten Nächten hatte er Albträume. Im Traum sah er seinen Tod auf gespenstige Weise. Beim Aufwachen dachte er sofort daran, dass er sterben sollte. Anfangs war es ihm unmöglich, die Todesanzeigen in der örtlichen Tageszeitung zu lesen.

Die Nachricht seiner Krankheit verbreitete sich in der Schule wie ein Lauffeuer. Als Edith davon erfuhr, war sie fassungslos. Wie konnte das sein? Waren sie nicht eben noch zusammen am Kopierer gestanden? Hätte sie was merken müssen? Hatte Tilo anders ausgesehen als sonst? Sie wusste es nicht mehr. Eigentlich erschien er das ganze Jahr über leicht gebräunt in der Schule. Mit seinem vom Surfen und Tennisspielen durchtrainierten Körper wirkte er immer kerngesund.

Edith entschied sich, mit Tilo Kontakt aufzunehmen. Sie schrieb ihm einen langen Brief, in dem sie erwähnte, wie leid es ihr täte, dass ihm dies widerfahren sei. Allein der Name der Krankheit, den viele nicht auszusprechen wagten, verbreitete Angst und Schrecken. Sie könne gut verstehen, dass es Überwindung koste, darüber zu reden. Dennoch machte sie ihm ein Gesprächsangebot. Vor sechs Jahren sei es ihr ähnlich ergangen, aber sie lebe noch.

Aus ihrem Berufsalltag als Seelsorgerin wusste Edith, dass beim Umgang mit Krebspatienten jedes Wort auf die Goldwaage gelegt werden musste. Besonders Männer taten sich schwer damit, darüber zu sprechen. Da kam ihr eine Situation von der Klassenfahrt nach Sylt in den Sinn. Damals erzählte Tilo von einem Krankenbesuch im Hospital zum Heiligen Geist. Als Vorsitzender des Lions-Clubs hätte er diese Aufgabe übernehmen müssen, obwohl er am liebsten davongelaufen wäre. Tilo bemerkte, dass er Edith sehr dafür bewunderte, wie sie es schaffte, Menschen in schwierigen Lebenssituationen zu begleiten.

»Das gehört zu meinem Beruf«, hatte sie damals geantwortet.

Nun steckte sie den Brief schweren Herzens in den Umschlag. Wie konnte sie bei jemandem, der ihr nahe stand, den sie gut kannte und mit dem sie zusammen eine Klasse geleitet hatte, die professionelle Distanz wahren? Gab es einen Ausweg?, überlegte sie angestrengt. Über WhatsApp antwortete Tilo, dass er sie zu Hause erwarten würde. Die digitale Verbindung existierte seit der letzten Klassenfahrt.

Inzwischen hatte er mehrere Chemotherapien über sich ergehen lassen müssen. Manchmal vertrug er sie gut, ein andermal weniger. Er hatte sich vorgenommen, Tag für Tag zu leben, sich am Leben so herzlich zu erfreuen, wie es nur ginge. Und es war ihm bald gelungen. Seine wunderbare, verständnisvolle Frau und die Kinder machten das möglich. Sie redeten nicht mehr viel über die Krankheit, das Leben im Haus war fast wieder normal geworden. Oberflächlich betrachtet, war der Hauptunterschied nur der, dass er nicht mehr zur Schule ging.

Dann kam Edith. Sie saßen zusammen im Wintergarten, weit genug voneinander entfernt, damit sie die FFP2-Masken ablegen konnten. Die

Wintersonne sendete vorsichtig ihre blassgelben Strahlen in den Raum, vermochte aber nicht, sie zu wärmen. Tilo erzählte: »Weihnachten war so schön wie nie zuvor. So viel lachen, Besuche von wenigen, guten Freunden, ein Festessen, Geschenke. Und in der Nacht, als alle im Bett waren, überkam mich ein befreiendes Weinen. Ich weinte hemmungslos, und ich schäme mich nicht, das zu sagen«, gestand er ihr und fuhr fort: »Die Chemotherapie ist abgeschlossen. Es geht mir ziemlich gut. Meine Frau und ich wollen für zwei Wochen nach Fuerteventura fliegen. Ich freue mich auf unser Haus. Morgens in aller Herrgottsfrühe mit dem Boot rausfahren und angeln, abends lege ich die Fische dann auf den Grill. Vielleicht können wir alles hinter uns lassen. Erst Ende des Monats muss ich zum nächsten Kontrolltermin.«

»Ein guter Plan«, erwiderte Edith. »Vor sechs Jahren bekam ich eine ähnliche Diagnose. Ich rettete mich nach Agia Galini, meinem Zufluchtsort auf Kreta. Dort habe ich mit dem Schreiben begonnen. Meinen Gedanken nachzugehen, sie zu ordnen und auf dem Papier festzuhalten, schaffte Klarheit. Ich wollte meinen Kindern zum Abschied ein Erinnerungsbuch schenken. Wer sonst sollte ihnen von ihrer Kindheit erzählen? Und mir tat es auch gut. Ein Buch ist fertig geworden, die anderen beiden liegen unvollendet in der Schublade. Seit ich wieder zur Schule gehe, fehlt mir die Zeit zum Weiterschreiben«, gestand sie.

Sie fragte ihn, ob er die Methode auch ausprobieren wollte. Tilo antwortete: »Warum eigentlich nicht? Auf der Insel hätte ich Zeit und Muße zum Schreiben.«

Erfreut lud Edith ihn ein, zusammen zu meditieren.

»Meditieren und Achtsamkeitsübungen fördern die Konzentration, danach fällt das Schreiben leichter«, erklärte sie ihm.

Dann kramte sie aus ihrer Handtasche zwei 50 cm lange Kordeln aus Hanfseil hervor. Eine reichte sie Tilo, die andere nahm sie selbst in die Hand. Es gelang ihm, sich auf Ediths Anweisungen einzulassen. Er folgte einfach ihren Worten. Während sie sprach, entwickelte er mit dem Seil spielend auf der Tischplatte eine Lebenskurve mit Höhe- und Tiefpunkten. Danach folgten drei Minuten Stille.

Plötzlich sah sich Tilo neben dem Grab seines Vaters stehen. Mutter und Schwester standen links und rechts neben ihm. Sie überragten ihn um Längen. Tilo suchte die Hand seiner Mutter, fand sie aber nicht. Ihr Körper zitterte wie Espenlaub, als fegte ein Sturm der Empörung über sie hinweg. Seine Schwester weinte laut und herzergreifend. Nur Tilo wusste nicht, was er hier sollte. Damals war er zehn Jahre alt. Starr und regungslos wie ein Stein, beobachtete er, was vor sich ging. Irgendwann gab ihm die Schwester eine kleine Schaufel in die Hand, damit sollte er Erde auf den Sarg werfen. Beinahe wäre er in das tiefe Loch gefallen. Nicht eine einzige Träne rollte über seine Wangen. Erst jetzt, vierzig Jahre später, konnte er weinen. Irgendwann holte Edith ihn in die Gegenwart zurück. Anschließend forderte sie ihn auf, den Moment auf dem Papier festzuhalten. Er schrieb auf, was ihm in den Sinn kam.

Nach drei Wochen besuchte Edith ihn erneut zu Hause. Sie sah sofort, dass etwas nicht stimmte. Tilo wirkte gelassen, ein versonnenes, in sich gekehrtes Lächeln, umspielte seinen Mundwinkel. Sie wartete, bis er die Initiative ergriff.

»Gestern war wieder ein Kontrolltermin. Beim CT entdeckte man in der Hirnrinde kleine graue Punkte. Bei näherem Hinsehen hätten sie sich als winzige Metastasen entpuppt«, sagte er emotionslos. »Eigentlich hatte ich das Todesurteil doch längst in der Tasche. Ich bin vollkommen ruhig geblieben. Niemand war bei mir. Ich sagte mir, da musst du jetzt alleine durch«, fuhr Tilo fort.

Der Spezialist hätte ihm den Befund ausführlich erläutert. Es gäbe drei Möglichkeiten: Man könnte den Dingen freien Lauf lassen und sämtliche Maßnahmen abbrechen, was den Prozess beschleunige. Um das Sterben zu erleichtern, würde er palliativ versorgt. Andererseits ließe sich in diesem Stadium noch eine konventionelle Strahlentherapie durchführen. Die Krebszellen seien ziemlich klein, vielleicht verschwänden sie nach der Behandlung vollständig. Er müsste allerdings mit Nebenwirkungen rechnen. Zum Schluss hätte der Arzt dann noch ein neues, kaum erprobtes Verfahren vorgestellt, die sogenannte Antigen-Therapie.

»Aufgrund meiner Kondition und der guten Allgemeinverfassung komme ich als Proband infrage, das Alter passt auch. Was soll ich tun?«, fragte er Edith.

Die musste erst einmal Zeit gewinnen, um die vielen Informationen zu verarbeiten. Ihr saß der Schock immer noch im Nacken. Eine Hiobsbotschaft. Metastasen im Hirn. Sie versuchte ihre Niedergeschlagenheit zu verdrängen.

Schließlich fragte sie: »Was sagt denn deine Familie dazu?«

»Sie wollen mir Mut machen, ich solle nicht aufgeben, aber ich fürchte mich vor den Terminen«, gesteht Tilo. »Jederzeit könnte eine neue Bombe platzen. Tage vor der Untersuchung starre ich schlaflos die Zimmerdecke an, überall Dämonen, hämisch grinsend, Angst lauert auf meiner Bettkante. Danach folgt das bange Warten in der Endlosschleife. Ich habe Angst vor dem, was auf mich zukommt. Schaffe ich das bis zum bitteren Ende?« Er war sich nicht sicher.

»Mir ist klar, das ist nichts für Feiglinge«, erwiderte Edith, um die Dramatik herunterzuspielen. »Bis wann musst du dich entschieden haben?«

Er antwortete: »Am besten gleich, jeder Tag zählt.«

Daraufhin schlug sie vor, noch mal zu meditieren. »Vielleicht weißt du danach, was richtig ist.«

Edith begann einen Text von Dorothee Sölle langsam und ruhig vorzulesen:

Wenn ich ganz still bin, kann ich von meinem Bett aus das
Meer rauschen hören.
Es genügt aber nicht, ganz still zu sein, ich muss auch meine
Gedanken vom Festland abziehen …
Es genügt nicht, das Müssen zu lassen, solange ich das Ich
nicht verlasse.
Es genügt nicht, das Ich zu lassen, ich lerne das Fallen.
Es genügt nicht, zu fallen, aber während ich falle und mir
entsinke, höre ich auf, das Meer zu suchen, weil das Meer

nun von der Küste heraufgekommen, in mein Zimmer
getreten, um mich ist.
Wenn ich ganz still bin.

Nach einem anschließenden Freewriting sagte Tilo: »Ich bin nicht das, was man einen tief religiösen Menschen nennt. Ich gehe auch nicht regelmäßig zur Kirche. Aber ich glaube an Gott. Ein neues Leben nach dem irdischen Tod? Ich will in Ruhe darauf warten. Bei mir zu Hause bete ich. Ich bin 50 Jahre alt. Nein, sterben möchte ich noch nicht. Ich möchte hier bei meiner Frau und den Kindern bleiben.«

Er wusste jetzt, dass er der Antigen-Therapie zustimmen würde. Außerdem nahm er sich vor, seinen Kindern Abschiedsbriefe zu schreiben. »Vielleicht wird sogar ein Buch daraus?« Er wandte sich an Edith und sagte: »Ich möchte mit der mir verbliebenen Kraft alles versuchen. Aber wenn es geschieht, will ich den Kopf hochhalten und damit fertig werden wie ein Mann.«

Fortan fuhr er einmal in der Woche nach Lüneburg und hielt stoisch an seinen Therapieplan ein. Alles lief wie am Schnürchen. Es gab weder Komplikationen noch großartige Nebenwirkungen. Jedes Mal, wenn er im Zug saß, schrieb er Edith eine WhatsApp-Nachricht. Sie trafen sich nun seltener. Edith wusste aber, dass die nächste Untersuchung bevorstand, deshalb verabredeten sie sich erneut.

Tilo riss schwungvoll die Haustür auf. Als sie im Wintergarten saßen, lachte er plötzlich wie früher. Da war ihr klar, was sie die ganze Zeit vermisst hatte.

»Als Mathelehrer rechne ich mit Wahrscheinlichkeiten, ich halte mich ausschließlich an Fakten, aber du ahnst nicht, was passiert ist«, begann Tilo.

Edith erwiderte: »Und du glaubst nicht an Wunder. Aber könnte es sein, dass sie dennoch geschehen?«

GEFANGEN ZWISCHEN ZWEI LIEBEN

MINI-DRAMA

VORGESCHICHTE

In einer hessischen Kleinstadt, in einem Fachwerkhaus, das zur Arbeitersiedlung der ortsansässigen Glasbläserei gehört, kommt es am 28.01.1947 nach fast fünf Jahren Trennung und Ungewissheit zu einem Wiedersehen zwischen den Eltern und ihrem jüngsten Sohn, der in Frankreich in Gefangenschaft geraten war. Als der französische Staat 1947 mit der Freilassung der deutschen Soldaten beginnt, wird gleichzeitig die Möglichkeit geschaffen, weiterhin als freier Zivilarbeiter im Land zu bleiben. Dieses Angebot möchte der 26-jährige Eduard L. annehmen.

CHARAKTERE

EDUARD, DER SOHN von Marie und Otto L., 26 Jahre alt, ist mit seinen 1,80 m ein schlanker, gutaussehender Mann. Trotz schäbiger Arbeitskleidung und allem, was er durchmachen musste, geht ein Strahlen von seinen tiefblauen Augen aus. Bereits mit 18 wurde er zum Kriegsdienst eingezogen, nach acht Jahren Soldatenleben ist er nun wieder in Freiheit. Insgesamt verbrachte er fast ein Drittel seines Lebens im Krieg, erst in den Niederlanden, anschließend in Frankreich, dort geriet er dann in Gefangenschaft. Er ist sehr geschickt und fleißig in seinem Beruf als Sattlergeselle, obwohl er früher andere berufliche Pläne hatte, die aber von den Nationalsozialisten vereitelt worden sind, denn er hatte sich geweigert, in die NSDAP einzutreten. Der junge Mann gilt als schüchtern, diszipliniert und kann seine Emotionen gut unter Kontrolle halten. Bisher stand er im Schatten seines zehn Jahre älteren Bruders. Aufgrund der Kriegserlebnisse veränderte sich sein Temperament, statt ruhig und besonnen, ist er zuweilen misstrauisch und leicht aufbrausend, aber der positive Grundton ist geblieben.

Marie L., die Mutter von Eduard, ist 58 Jahre alt und Hausfrau, mit ihren 1,58 m weiß sie genau, was sie will. Den Mann, die drei Söhne und die Tochter hat sie gut im Griff. Meistens gibt sie den Ton an und sagt den anderen, was sie tun und lassen sollten. Beispielsweise ist es ihr zu verdanken, dass die Familie ein Eigenheim besitzt, denn sie ermutigte ihren Mann, einen Kredit aufzunehmen. 1939 musste sie zusehen, wie alle drei Söhne eingezogen wurden, der eine kam nach Frankreich, der andere nach Afrika und der älteste nach Russland, dort verloren sich die Spuren.

Otto L., der Vater von Eduard, ist 60 Jahre alt und von Beruf Glasbläser. Er war Soldat im 1. Weltkrieg und kämpfte ebenfalls in Frankreich. Mittlerweile ist er ein gebeugter, vorzeitig gealterter Mann. Zum einen verlor er in den 1920ern sein gesamtes Hab und Gut durch den Börsencrash. Ungläubig musste er zusehen, wie sich seine Erbschaft in wertloses Papiergeld verwandelte. Zum anderen hat ihn die öffentliche Demütigung im Jahr 1933 durch die Nationalsozialisten stark verunsichert. Man trieb ihn und seine Arbeitskollegen, weil sie Sozialdemokraten waren, durch die Kreisstadt Hofgeismar, um die Männer dann auf dem Marktplatz zu verprügeln. Dies führte dazu, dass Otto L. sich innerlich zurückgezogen hatte und die meisten Entscheidungen seiner Ehefrau überließ. Mittlerweile ist er arbeitslos, weil die Glashütte schließen musste. Als sehr begabter Handwerker verbringt er viel Zeit in seiner Werkstatt. Er und seine Frau leiden an der Abwesenheit der Söhne, zudem weiß der Vater, was es heißt, an der Front zu stehen.

SZENE 1

Eines Tages klopft der junge Kriegsheimkehrer beherzt an das Sprossenfenster seines Elternhauses, das sich leicht öffnen lässt. Seine Mutter steht am Herd und rührt im großen braunen Topf, es scheint mal wieder Suppentag zu sein. Ganz langsam, wie in Zeitlupe, dreht sich die schwarzgekleidete Frau mit der Kittelschürze um, in ihrem Blick liegen Ungläubigkeit und Erstaunen, als sie den verlorenen Sohn wiedererkennt.

MARIE

Da bist du ja endlich! Weißt du, wie ich diesen Moment herbeigesehnt habe? Mein Junge, endlich!

EDE

Ich kann's mir denken, Mutter, mir ging's ganz genauso, aber uns waren ja die Hände gebunden. Wir hatten nichts, kein Dach überm Kopf, nichts zum Beißen. Im Lager ging der Tod ein und aus. Am Zaun spähten Bauern und Handwerker nach Zwangsarbeitern, die sie für eine Scheibe Brot knechten konnten. Woher sollte ich Briefpapier nehmen?

MARIE

Furchtbar muss das gewesen sein. Diese schreckliche Not. Hier hatten wir auch nichts zu lachen, gar nichts Erfreuliches ist passiert. Vater und ich wissen nicht mehr, wie's weitergehen soll, wir sind am Ende. Wenn du wüsstest! Aber komm zuerst ins Haus.

SZENE 2

Sie seufzt und macht eine einladende Bewegung mit dem Arm. Über die blitzblauen Augen des Sohnes fällt ein leichter Schleier. Ihr Strahlen verliert sich ein wenig. Ede schnappt sich schnell den dunkelgrünen Rucksack aus Segeltuch mit den braunen Leder-Schnallen, im nächsten Moment steht er in der Küche. Befangen halten sie inne, tastend und vorsichtig kommen sich Mutter und Sohn näher. Als er sie in die Arme nimmt, beginnt sie unvermittelt am ganzen Leib zu zittern, ihr Schluchzen klingt herzerweichend.

Ede

Sag schon, was ist passiert, Mutter? Warum bist du so aufgewühlt und traurig? Ich bin doch zu dir nach Hause gekommen.

Marie

Willi stand eines Tages vor unserer Tür, so wie du heute. Wir haben ihn nicht erkannt, so erbärmlich sah er aus, ausgezehrt von der Krankheit, die sich bei ihm eingenistet hatte. Er wirkte wie ein wundes Tier, das sich bei uns verkriechen wollte, nach acht Monaten ist er eingeschlafen. Wir konnten nichts, gar nichts für ihn tun, er blieb ein Gefangener dieses verdammten Krieges. Und Georg ist verschwunden. Unsere Nachbarn wissen, dass ihr Karl gefallen ist, auch Konrad, deinen Schwager, hat's am Ende noch erwischt. Alle sind tot! Alle, nur du lebst, Gott sei Dank!

Im Januar 1943 kam der letzte Brief aus Stalingrad, seitdem herrscht Funkstille, kein Lebenszeichen von Georg. Ich bete jeden Abend: »Lieber Gott, bring mir meine Söhne zurück!« Keine Antwort, weder von dir, noch von Georg, nur Stille. »Wo bist du, mein Junge?« Die Winter in Sibirien sind so kalt. »Bist du dort in Gefangenschaft geraten?« Halten ihn die Russen fest, rächen sie sich an ihm, den Deutschen, wird er gefoltert? Nachts höre ich ihn rufen: »Holt mich heim, Mutter, schnell, mir ist so kalt.«

Ede

Arme Mutti! Armer Willi! Armer Georg! Armer Vater! Es tut mir so leid um euch. Wo ist er eigentlich? Arbeitet Vater noch auf dem Flugplatz in Rothwesten?

Marie

Nein, er war nur kurz dort. Man hat ihn entlassen, wie fast alle Arbeiter im Glashütten-Viertel. Am Ende wurde er tatsächlich noch zum Volkssturm abkommandiert. Hitlers letztes Aufgebot. Heute ist er draußen in der Werkstatt wie jeden Tag. Er arbeitet an einem Leiterwagen für die Heuernte, das hilft und lenkt ihn ab.

Dein Vater ist so deprimiert und niedergeschlagen. Die letzten Monate mit Willi raubten uns sämtliche Energie. Ihn, den Rebellen und Kommunisten, der mit seinen Genossen Hitlers Knechten Paroli geboten hatte, so leiden zu sehen, war meine persönliche Strafe. Damals missbilligte ich seine politische Einstellung, heute weiß ich, ich hätte mit Willi auf die Straße gehen müssen. Stattdessen habe ich diesem Teufel meine Söhne überlassen.

Ede

Auf Befehlsverweigerung stand der Tod, sie hätten ihn sofort abgeknallt. Mutter, was denkst du dir eigentlich? Bis zum bitteren Ende wurden Deserteure ohne Ausnahme erschossen. Georg wollte, dass wir Geschwister auf euch Acht geben, falls er es nicht nach Hause schaffen sollte. Beim letzten Heimaturlaub zur Eheschließung, zwei Monate vor der Kapitulation der 6. Armee, wusste er bereits, wohin die Reise geht. Aber wer weiß? Wir dürfen nicht aufgeben, hörst du! Vielleicht steht er morgen schon vor der Tür? Ich habe immer gehofft, dass wir davonkommen, und tatsächlich, auf einmal klopft das Glück an meine Tür. Mutter, du sollst es als Erste erfahren.

Marie

Dein Brief, Ede, was hat das alles zu bedeuten? Erklär mir das mal bitte. Da ist von einer Sattlerwerkstatt und deiner französischen Familie die Rede …

Ede

Ja, Mutti, das stimmt. Niemals wollte ich weg von hier, geschweige denn in einem anderen Land leben, das weißt du. Ich hänge sehr an euch. Aber seitdem ich Anna kennen und lieben gelernt habe, bin ich anders geworden. Ich möchte endlich glücklich sein, heiraten, eine Familie mit Kindern … Du bekommst eine Französin als Schwiegertochter, sie wird dir gefallen, ganz bestimmt, das weiß ich. Claire, ihre

Mutter, ist meine Chefin, sie hat ein großes Herz. Vom ersten Tag an hat sie mich, den Deutschen, freundlich und fair behandelt, obwohl ihr Mann im Krieg gefallen ist. Sie suchte einen Sattler, um den Betrieb zu erhalten und bekam mich. Annas Mutter habe ich es zu verdanken, dass ich aus dem erbärmlichen Gefangenenlager rausgekommen bin. Sie gab mir Arbeit und Brot. Ich wurde wieder zum Menschen. Im Lager waren wir verwahrloste, wilde Tiere. Wen der Krieg verschont hatte, der wurde dort von Ruhr und Hunger dahingerafft. Sie starben wie die Fliegen, ich wollte so schnell wie möglich weg, nahm jede Arbeit an. Zuerst kam ich zu einem Bauern, der sich an den Erzfeinden rächen wollte, deshalb behandelte er mich schlimmer als seinen räudigen Hofhund. Er und seine Kumpel nannten mich den »Boche«. Da konnte ich nicht bleiben, ich meldete mich beim Lager zurück.

Dann tauchte Claire auf, sie suchte einen Sattler für ihre Werkstatt und ich folgte ihr nach Metz. Sie gab mir Arbeit und Brot, vertraute mir ihre einzige Tochter an, jetzt gehöre ich fast zur Familie. Ich bin gut in meinem Beruf, das weißt du. Es gefällt mir dort besser als im Geschäft von Kirschbaum, weil ich ein freier Mann bin. Claire und Anna vertrauen mir, sie wissen, was ich kann, dass ich fleißig und zuverlässig meine Aufgaben erledigte. Warum es mich dort hinzieht und ich bleiben will? Ich liebe Anna. Verstehst du das, Mutter? Sie ist mein Mädchen. Abends lerne ich Französisch, das Sprechen klappt schon gut, nur mit dem Schreiben hapert's noch. Glaub mir, liebe Mutti, es fühlt sich alles richtig an. Ich bin froh, dass der Krieg endlich vorbei ist und ich davongekommen bin und ihr auch. Frankreich schickt seine Kriegsgefangenen wieder nach Hause zurück, aber wer will, darf als freier Zivilarbeiter im Lande bleiben. Ich will's versuchen und das Angebot annehmen. Mit meiner Verlobten wird es sicher gelingen. Eine Französin und ein Deutscher, mein Beitrag zur Versöhnung mit dem Erzfeind Frankreich. Was wird Vater dazu sagen?

In diesem Moment tritt Vater in Erscheinung, er hat fast alles mitangehört, die Worte seines Sohnes überrumpeln ihn. Dennoch geht er zu ihm und klopft ihm auf die Schulter. Eine einsame Träne rollt über seine linke Wange. Erschöpft nimmt er seinen Platz ein. Mutter sitzt wie versteinert am Tisch. In ihrem Blick liegt nichts Freundliches mehr.

SZENE 3

Otto

Gott sei Dank, dass du nach Hause gekommen bist, mein Junge. Mutter hatte einfach keine Geduld mehr, von Tag zu Tag wurde sie unruhiger, sogar das Gezeter mit Friedchen ließ nach. Sie saß nur noch am Volksempfänger und wartete auf die Nachricht, dass man die Gefangenen freilässt. Sie will euch alle wieder zuhause haben. Deshalb hat uns dein Brief mit den Andeutungen über eine zweite Heimat erneut in Angst und Schrecken versetzt. Du bist erwachsen. Ede, du triffst deine Entscheidungen selbst, aber Mutter brichst du das Herz, wenn du endgültig fortgehst. Ob sie das verkraften wird? Marie, sag doch was dazu! Schaffen wir das, unseren kleinen Jungen einfach ziehen lassen? In Frankreich warten gleich zwei Frauen auf ihn, die es gut mit ihm meinen. Junge, du hast ein bisschen Glück verdient, nach allem, was du gesehen und erlebt hast. Wir müssen jetzt alleine klarkommen, Marie. Außerdem ist unsere Tochter Friedchen noch bei uns im Haus.

Marie

Was redest du da, Otto? Den ganzen Tag Trübsal blasen oder sich in der Werkstatt verstecken, mich mit all den Ängsten und Sorgen alleine lassen und jetzt das? Ede bleibt hier, der Krieg hat mir zwei Söhne geraubt, einer ist verschollen, der andere elend zugrunde gegangen und der letzte sucht sein Glück anderswo, will in die Ferne. Er denkt, was gehen mich die alten Eltern an? Hattest du Georg nicht versprochen, für uns zu sorgen? Was soll denn aus dem Elternhaus, aus Hof und Garten werden, wenn du gehst? Schau dich um, hier gibt es genug Frauen, die einen Mann suchen.

Ede

Mutti, ich weiß, dass ihr's schwer habt, aber ich bin am Leben, mein Herz schlägt noch, und zwar für euch und für Anna. Wollt ihr wirklich, dass ich unglücklich werde? Wir bleiben doch in Verbindung. Damals hat mich niemand gefragt, ob ich die Heimat verlassen und in den Krieg ziehen will. Warum fragt mich heute wieder keiner, wo ich leben und wen ich heiraten will? Ich bin und bleibe euer Sohn, das müsst ihr mir glauben. Bitte lasst mich ziehen, es ist mein sehnlichster Wunsch, bei Anna zu sein und in meinem Leben ein neues Kapitel aufzuschlagen.

EPILOG

Am nächsten Morgen kommt Ede mit hängenden Schultern in die Küche, setzt sich an den Tisch und trinkt schweigend Café au lait aus dem Becher, den er aus Frankreich mitgenommen hat. Als er zu sprechen beginnt, ist sein Blick freudlos und leer.

EDE

Ich werde hier bleiben und das Feld bestellen.

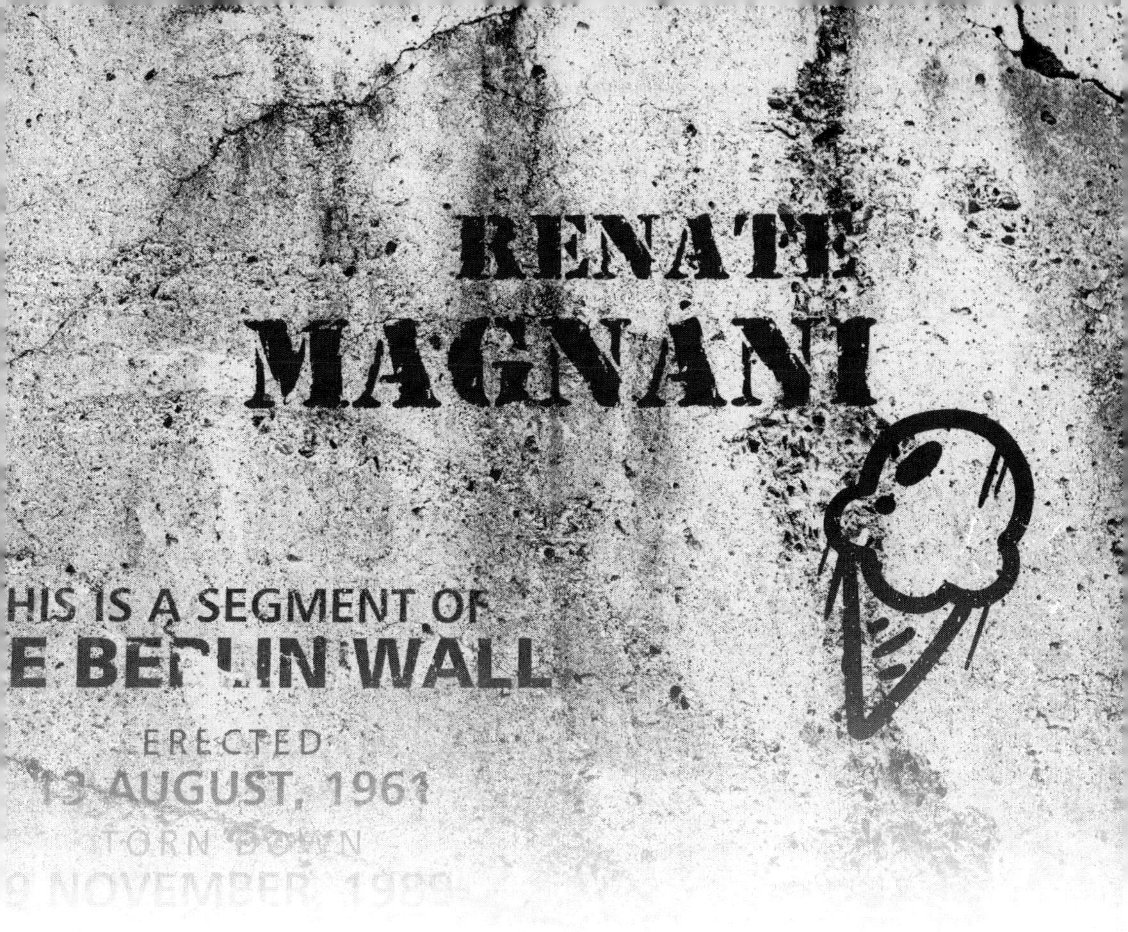

Renate Magnani (1963) studierte Mathematik, Philosophie und Bildungswissenschaften, spielte in jungen Jahren drei Jahre in der experimentellen Theatergruppe »Vetrnica« und bildete sich zur Bewegungspädagogin bei Frieda Goralewski fort. Sie arbeitete als Pädagogin im eigenen Lerninstitut und in einer Berliner Grundschule.

Heute lebt sie abwechselnd in Berlin und Bologna. Schreiben als reflexive und kreative Praxis ist, seit sie einen Stift halten kann, ein Teil ihres Lebens.

Mit dem Studium »Biografisches und Kreatives Schreiben« professionalisierte sie sich in der Anleitung von Schreibwerkstätten. Sie träumt von Schreibworkshops in Italien, Schreibwochenenden in Brandenburg und Schreibreisen an inspirierende Orte. Sie schreibt Kurzgeschichten und Erzählungen.

LIEBER AUSBRENNEN ALS VERBLASSEN

KURZGESCHICHTE

»Geschäftsfelder. Wasser. Boden. Luft. Baut unseren Standort auf!! Ihr! Experten …«, drang es zusammenhangslos aus dem Off an sein Ohr. »Ihr Partner für Umweltanalytik – Uma München« leuchtete in fetten, grünen Lettern über der Folie auf dem Bildschirm. Er sah verschwommen Paul gestikulieren. *Nur nichts anmerken lassen! Intelligenten Gesichtsausdruck aufsetzen! Vielleicht mal nicken!!! Atmen! Ein und aus, ein und aus, Füße auf dem Boden spüren. Verdammt! Reiß dich zusammen! Du musst es dieses Mal schaffen!!!*

Paul kam auf ihn zu. »Hey Tobias. Dein Konzept für nächste Woche hab' ich gelesen. Ist bis auf ein paar Ungenauigkeiten okay.« Er drückte ihm das Papier in die Hand. »Du schaffst das doch bis übermorgen?« Er klopfte ihm kurz auf die Schulter. Tobias nickte, ging benommen zu seinem Schreibtisch. *Ungenauigkeiten* dröhnte es in ihm. Die Zunge klebte am Gaumen. Er brachte keinen Laut heraus. *Ungenauigkeiten. Experte. Übermorgen. Reiß dich zusammen!! Du benimmst dich immer noch wie ein Schulkind. Da hat's dir auch jedes Mal die Sprache verschlagen, wenn die Lehrerin dich etwas fragte. Selektiver Mutismus nannte sie es. Scheiße. Da bin ich doch rausgewachsen!* Sätze, Worte, Begriffe rasten durch sein Gehirn, überschlugen sich, wirbelten herum und ließen sich nicht fassen. *Einatmen, ausatmen, ein, aus.* Er schloss einen Augenblick die

Augen. *Du schaffst das! Denk' an Maria und die Jungs! Reiß dich zusammen! Los!!* Fahrig glättete er seine Unterlagen.

Maria und die Kinder saßen beim Abendessen, als er heimkam. Auf dem Tisch ein Durcheinander aus halbvollen Saftgläsern, Nudelresten, Tomatensoßenspritzern, mittendrin leuchtete weiß sein Teller.

»In der Schüssel ist noch Pasta«, sagte Maria.

Er ließ sich schwer auf den Stuhl fallen. In seinem Schädel tönte es schrill. *Wo sind die Pillen? Hab' ich heute eine genommen?*

»Liest du uns die Gute-Nacht-Geschichte vor?«, fragten seine Söhne.

Er antwortete nicht, starrte mit glasigen Augen auf die Wasserflasche vor sich. Maria und die Jungs sahen ihn an. Er schüttelte fast unmerklich den Kopf. Maria nickte. »Kommt Jungs, ich lese euch vor. Heute ist doch mein Vorlesetag. Sagt Papa ›Gute Nacht‹.«

Aus dem Kinderzimmer hörte er Marias gleichmäßige Lesestimme. Er schenkte sich Wasser ein, goss ein paar Tropfen daneben, strich die Pfütze mit dem Finger sternförmig aus. Im Kopf dumpfes Rauschen. Er schob die Teller zusammen. Unter Marias Glas lag der Flyer für das Karatetraining. Sie hatte letzte Woche eine Probestunde genommen. Er sah sich den Flyer an. *Jonathan als Karatelehrer! Das gibt's doch nicht! Wusste gar nicht, dass er das kann. Hab', nachdem die Band auseinandergebrochen war, nichts mehr von ihm gehört. War wegen irgendeines Mädchens damals. Peng! Mit einem Schlag alles aus. Auf einmal kreuzt er auf. Bietet Karate an. Ausgerechnet hier bei uns! Und Maria rennt hin! Kommt mit leuchtenden Augen zurück. ›Der Lehrer, so ein achtsamer, spiritueller Mann‹. Auch das noch. Macht jetzt den Kleinstadtguru! Seh' ihn vor mir, wie er grinsend vor seinen verzückten Anhängerinnen steht.* Seine Hände zitterten, als er das Glas an die Lippen führte.

Im Flur klingelte das Telefon. Er blieb reglos sitzen, ließ es weiter läuten. Maria nahm den Hörer ab. *Mit wem redet sie? Warum spricht sie so leise? Ist es Jonathan?*

Sie kam in die Küche, schaute Tobias forschend an. »Paul macht sich Sorgen, weil du so bedrückt wirktest, als er dir das Konzept zurückgegeben hat. Ich soll dir sagen, dass er es wirklich gut findet. Da sind nur Kleinigkeiten zu überarbeiten. Er ist froh, dich im Team zu haben!«

»Hm.«

Das ist doch ein abgekartetes Spiel. Sie hat Paul gesteckt, was mit mir los ist. Der darf doch davon nichts wissen! Sonst bin ich den Job sofort wieder los, wegen nicht belastbar usw. Er sah sein Spiegelbild in ihren Pupillen, sah wie er mit hängenden Schultern dasaß, die Hände auf dem Schoß knetend.

Maria blickte auf den Tisch. »Wenigstens abräu...«, setzte sie an, unterbrach sich selbst mitten im Satz, nahm den Gesichtsausdruck einer Krankenschwester an und räumte schweigend ab.

Die Lampe über dem Tisch bildete einen kleinen Lichtkegel, im Hintergrund summten leise der Kühlschrank und die Spülmaschine. Er holte aus dem Küchenschrank seine Tablettendose. *Das war die letzte. Morgen muss ich zu Dr. Zirndorfer und das Rezept für neue holen. Nicht, dass wieder sowas passiert wie an Silvester. Maria wollte München-Haar anrufen. Aber ins Irrenhaus geh' ich nicht. Das habe ich ihr klar gemacht. Ich geh' doch nicht in die Psychiatrie. Niemals!* Tobias schüttelte den Kopf, löschte das Licht und ging zu Bett.

Er fiel in einen unruhigen Schlaf, träumte von seiner Mutter. Sie stand vor ihm. Jung und schön wie Jackie Kennedy. Sie trug ein weißes, tailliertes Kleid und sah ihn an. Ein brennender Blick aus großen, fast schwarzen Augen. Ihre Lippen bewegten sich stumm. Sie winkte. Er konnte nicht deuten, ob sie ihn zu sich winkte oder ihn davon abhalten wollte, näher zu kommen.

Er erwachte. Die Ziffern auf dem Wecker leuchteten drei Uhr. Sein Herz raste und der Druck auf der Brust nahm ihm die Luft. Einatmen, ausatmen, ein, aus, ein, aus … beruhigte er sich, lauschte auf Marias regelmäßige Atemzüge neben sich und schlief wieder ein.

Erneut träumte er: Er war auf einem kleinen Bergfriedhof. Dichter Nebel umgab ihn. Er stand vor einem Kindergrab. Es war mit hellen Tuffsteinen eingefasst, Silberdisteln wuchsen darauf. Auf dem zierlichen, schmiedeeisernen Kreuz stand sein Name, darunter: gestorben am 9.10.1974. *Das ist doch Mutters Todestag!*, durchfuhr es ihn im Traum.

Es war dunkel, als er um sechs Uhr aufwachte. An beide Träume erinnerte er sich deutlich. Sah das Bild der Mutter und das Grab. Er fröstelte.

Schlaftrunken zog er sich an, ging auf Socken in die Küche. *Kaffeewasser aufsetzen, vier Löffel Kaffee in die French Press. Kalt ist das heute Morgen!* Er rieb die Handflächen aneinander.

Zehn Minuten später saß er mit der Kaffeetasse am Tisch. Auf der Bank standen die beiden Rucksäcke seiner Söhne schon für den Kindergarten gepackt. An der Wand gegenüber hingen Zeichnungen seiner Kinder: Eine große Sonne schien über zwei lachenden Strichmännchen und einer orangen Katze. Ein anderes Bild zeigte ihr Auto, ein weiteres ein rotes Flugzeug. Auf dem Tisch lagen Marias Haargummis und ein angelesener Roman. *Was liest sie? ›Mond über Manhattan‹. Paul Auster. Hm?* Seine Finger blätterten über die Eselsohren am Seitenrand. *Warum nimmt sie nicht ein Lesezeichen?* Er seufzte. *Lesen geht schon lange nicht mehr. Am Ende einer Seite weiß ich nicht mehr, was am Anfang stand. Wie soll ich das alles schaffen?*

Nach dem Kaffee rief er bei Uma-München an, sprach auf Pauls Anrufbeantworter: »Guten Morgen, hier ist Tobias. Ich werde heute nicht ins Büro kommen. Am Konzept arbeite ich zu Hause. Wir sehen uns morgen. Bis dann.« – *Erledigt.*

Der Winter war ungewöhnlich kalt. Seit November eine geschlossene Schneedecke und Temperaturen stets um die 15 Grad unter null. Im Fernsehen sprachen sie von »sibirischer Kälte«. Er steckte die Nirvana-CD ein, nahm ein Küchenmesser aus der Schublade, ließ es in seine Jackentasche gleiten, griff den Autoschlüssel und trat vor die Tür. *Brrrrr.* Er zog die Handschuhe an und kratzte die Windschutzscheibe frei. *Ich fahr' jetzt zu Dr. Zirndorfer und hol' das Rezept.*

Er startete das Auto, schob »Nevermind« in den CD-Player und drehte auf volle Lautstärke.

come as you are, as you were
as I want you to be
as a friend, as a friend
as an old enemy
take your time, hurry up
the choice is yours, don't be late
take a rest as a friend
as an old
memoria, memoria
memoria, memoria

Diese Stimme gibt's nur einmal! Tobias fuhr im Schritttempo auf dem vereisten Feldweg, Kurt Cobain sang weiter:

come doused in mud, soaked in bleach
as I want you to be
as a trend, as a friend,
memoria, memoria
memoria, memoria

Man hört seiner Stimme schon sein Ende an. Ich kenne keine melancholischere Stimme! Vor zwei Jahren hätt' ich ihn noch sehen können, jetzt ist's zu spät.

and I swear that I don't have a gun
no, I don't have a gun
no, I don't have a gun
memoria, memoria
memoria, memoria

Langsam bog er auf die Landstraße Richtung München ein, klopfte den Rhythmus aufs Lenkrad und sang Strophen mit:

and I swear that I don't have a gun
no I don't have a gun
no, I don't have a gun
memoria, memoria
memoria, memoriaaah.

Ebersberg. *Gleich 8:30 Uhr. Dr. Zirndorfer macht in ein paar Minuten auf. Passt.*

Er parkte auf dem Marktplatz. Blieb einen Moment sitzen, atmete durch, stieg langsam aus und ging zur Praxis, klingelte, der Summer öffnete die Tür automatisch.

»Der Herr Doktor ist heut' nicht in der Praxis. Nein. Wir können Ihnen das Rezept nicht ausstellen.« Die Sprechstundenhilfe schaute genervt von ihrem Bildschirm auf. »Mittwochs kommen nur Laborpatienten«, fügte sie hinzu, als sie sah, dass er immer noch unschlüssig vor ihr stand. »Kommen's morgen früh wieder, dann ist der Herr Doktor da.«

So eine Scheiße. Ich brauche die Dinger doch! Sein Kopf dröhnte, die Luft wurde knapp. *Einatmen, ausatmen, einatmen, ausatmen. Jetzt fehlt nur noch das Zittern. Ein …, aus … Ich ertrage das nicht mehr. Ich kann nicht mehr.* Er blieb stehen, rieb sich die Schläfen, ging dann langsam weiter. Die Menschen auf dem Marktplatz eilten an ihm vorüber. Er erreichte sein Auto, ließ sich auf den Sitz fallen und ruhte sich aus. Eine ältere Frau klopfte an die Scheibe.

»Sie müssen fort«, sagte sie, »ab zehn Uhr beginnt der Aufbau. Morgen ist doch Lichtmessmarkt. Schauen Sie dort das Schild. Parken verboten.«

Er nickte, ließ den Motor an und fuhr wie in Trance auf die Straße durch den Forst Richtung München. *Stimmt. Ich muss fort.*

»It's better to burn out than to fade away«, schrieb Kurt in seinem Abschiedsbrief.

Azurblauer Himmel, strahlender Sonnenschein, funkelnde Schneekristalle, aus den Lautsprechern »Breed«. Am Straßenrand stritten sich Saatkrähen um einen Kadaver, rissen sich die Stücke gegenseitig aus dem Schnabel, krächzten wütend.

An der Kapelle bog er rechts auf den schnurgeraden Forstweg ab und fuhr tief in den Wald. Die Reifen gruben sich in den harschen Firn, links und rechts neigten sich die Fichtenzweige unter der Schneelast. Erst als er die Landstraße nicht mehr im Rückspiegel sah, schaltete er den Motor ab. Nichts regte sich. Sonnenstrahlen drangen nur vereinzelt auf den Waldboden und bildeten verschämte Lichtsprenkel. Er blieb sitzen. Es war entschieden. *It's better to burn out!*

Er holte das Messer aus der Jackentasche, strich mit der Fingerkuppe über die Klinge. Geist, Herz und Hände folgten wie hypnotisiert einem inneren Befehl. Er entblößte den linken Unterarm, fühlte mit den Fingerkuppen das Blut in der Arteria radialis pulsieren. Er tastete sie ab, überlegte, welcher Schnitt wirksam sein würde. *Das wird kein Verblassen! Gleich ist es vorbei. Endgültig!* Die ersten Probeschnitte zeigten, wie stumpf das Messer war. Er empfand keinen Schmerz. In seinem Kopf ging er medizinische Fakten durch: *Schlagadergewebe ist elastisch und bietet Widerstand. Immer längs schneiden. It's better to burn out than to fade away! Jetzt!!* Dann stieß er das Messer in seinen Arm. Ein entschlossener, kräftiger Längsschnitt, sieben Zentimeter lang. Eine warme, rote Fontäne schoss in die Höhe. Blut verteilte sich im Auto, rann in dickflüssigen Schlieren an den Scheiben herab. Aus seinem Arm quoll es unentwegt weiter über Hose, Sitz, Fußmatte.

Er kam zu sich. Was war passiert?! Sein Arm. Die Wunde! Er drückte mit der rechten Hand die Ader zu. *Druckverband! Hilfe! Ich brauche Hilfe! Ich muss zur Straße!* Er öffnete die Autotür. Sein Herz raste. *Verdammt. Mir ist kotzübel. Los! Raus hier!* Er stieg aus. *Was für eine Kälte! Ich hab' noch nie so gefroren.* Er zitterte am ganzen Leib. Mit schleppenden Schritten stapfte er durch den Schnee Richtung Straße und hielt dabei den blutenden Arm hoch. *Wasser! Trinken! Ich verdurste. Ich muss zur Straße. Ich muss …* Zwei Schritte, drei, vier, fünf, sechs, sieben. Er taumelte. Acht, neun, zehn. Die Bäume drehten sich, kreisten immer schneller um ihn herum. Er konnte sich kaum auf den Beinen halten. Plötzlich sah er sie vor sich stehen. Große, schwarze Augen, der Mund ein stummer Schrei; dann breitete sie ihre Arme aus. Er sank an ihre Brust. *Mama!*

Der Mutter entgegen

heute sah ich sie
flüchtig im Spiegel
ihre Augen glichen
meinen

heute sah ich sie
– ein Geist am
Straßenrand
ein Schatten und
gleich weg

heute sah ich sie
als leeren Raum
in mir

Endmoränen

mäandern: Hände über Bauchhügel und Bauchfalten
halten inne am Sonnengeflecht, Zwerchfell vibriert
spannt von Brustbeinspitze bis Lendenwirbel sein
Kuppeldach, Rippenbögen weiten, beengen, weiten
dicht verwebtes Fasernetz dehnt – erschlafft, meine
Hand liegt und lauscht, empfängt Rippenküsse
wandert in die Nabelsenke, setzt ein Beben ein in
den Flanken, rieselt fort durch Bauchmoränen
flimmert wie Espenlaub erzittert und findet in den
Händen Halt

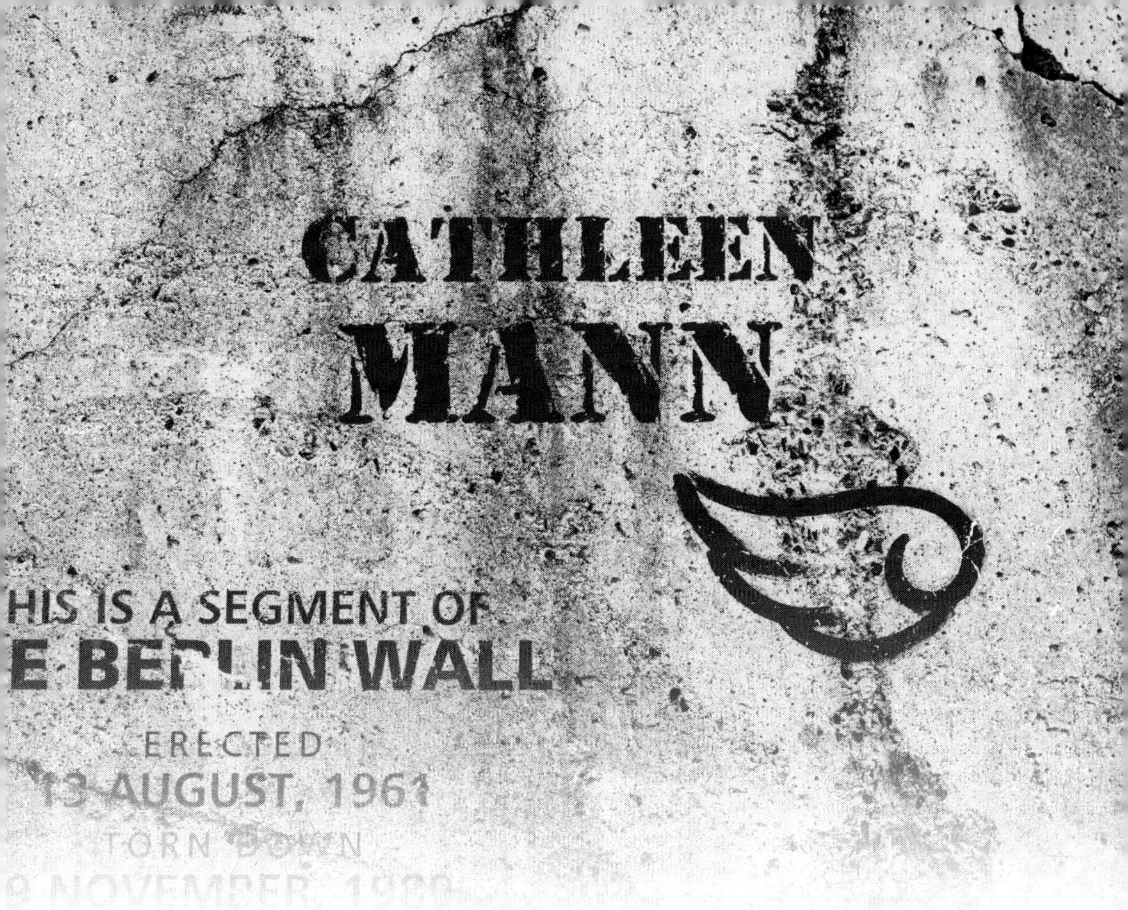

Cathleen Mann (1982) ist gelernte Buchhändlerin und studierte Erziehungswissenschaftlerin.

Als ihr eines Tages die Idee kam, Literatur und Soziale Arbeit zu verbinden, entschied sie sich »Biografisches und Kreatives Schreiben« zu studieren.

In einem Schreibprojekt mit geflüchteten Frauen konnte sie ihre Motivation fürs Studium erstmals umsetzen. Eine Schreibwerkstatt mit Grundschulkindern sollte folgen. Sie liest gerne, was andere schreiben, wagt sich aber auch hin und wieder selbst an die ein oder andere Raumstudie oder kleinere Texte über ihre Klient:innen. Das darf gerne mehr werden.

GRANATAPFELTRÄUME

KURZGESCHICHTE

»Bîst u hest, bist u neh, sî.« Achtundzwanzig, neunundzwanzig, dreißig. Weiter kommt er nicht. Er fängt von vorne an. »Yek, du, sê, car, penc.« Wie oft muss er noch bis 30 zählen, um alle Sterne zu erwischen, die sich über ihm auftürmen? Noch schwieriger ist es, sie in die Tasche zu stecken, um den Himmel in ein dunkles Schwarz zu tauchen, damit er die Augen schließen kann. Um vier muss er bei den Schafen sein, jetzt ist es bestimmt schon zwölf. Mitternacht. Aber die Uhr lesen kann er nicht. Von den dünnen Matratzen neben ihm auf dem Dach dringt das dünne Schnaufen seiner Brüder. Morgen sitzen beide wieder in der Schule, eine Karriere bei der Polizei in weiter Ferne, aber gewiss.

Doch daran denkt Hamza nicht. Es ist nicht sein Leben. Es sind auch nicht die Sterne, die er aufgegeben hat zu zählen, die ihm den Schlaf rauben. Die Augen weit aufgerissen, verfolgt er sie dennoch. Als sie, wie es scheint, zu tanzen beginnen, strampelt er die dünne Decke von sich, presst die Fäuste fest an seinen schmalen Oberkörper und wiegt sich in ihrem Takt. Und der trägt ihn an den Ort seiner Gedanken: nach Tikrit.

Die leuchtende Stadt: Mal leuchtet sie blau, das ist der Tigris. Mal grün, das sind die Bäume, die sich ans Ufer schmiegen. Mal sandsteinbraun, das ist die einzige Brücke, die die Ufer miteinander verbindet.

Mal in Gold, das sind die Minarettspitzen, die sich in den blauen Himmel strecken. Vor allem Gold, das die Taschen der Menschen überlaufen lässt: In flatternde Gewänder gehüllt, die alle Farben der Stadt in sich vereinen, hasten sie durch die Straßen, tauschen eilig Geld gegen Waren. Sie beladen ihre großen Autos, mit denen sie in ihre großen Häuser fahren und das Wochenende mit einem großen Fest begrüßen. Die Bilder von gestern bauen sich vor Hamzas innerem Auge auf. Wieder wird ihm schwindelig, als würde er im bunten Markttreiben umhergeworfen.

Gestoßen von Menschen, die ihn nicht sehen, weil er in seiner schlammbraunen Kleidung eins wurde mit dem Staub, den die Leute aufwirbelten. Hamza war unsichtbar.

Jetzt denkt er an die zehn Dinar, die er nicht mehr hat, weil er sie für neue Arbeitsschuhe ausgeben musste. Seine Hose ist zu kurz, das macht nichts. Ein T-Shirt kann er von seinem Bruder haben. Aber Schuhe dürfen nicht getragen sein, wenn man täglich mehr als 20 Kilometer in ihnen läuft. Und dennoch: »Ich hätte es noch aushalten können. So sehr haben sie nicht gedrückt. Warum wachse ich so schnell?«, murmelt er in Richtung der Sterne, deren Tanz beendet ist. Und auch Hamza schläft nun ein und träumt von dem, was er lieber gehabt hätte: das Fahrrad, das auf dem Marktplatz alles überstrahlte. In Rot. Granatapfelrot.

»Was fällt dir ein!?«, brüllt ihm die Stimme des Mannes, den Hamza seit drei Jahren seinen Vater nennt, ins Ohr. An diesem zerrt er ihn aus dem Bett, über den Hof, zum Stall. Die ersten Sonnenstrahlen brechen durch die Wolken, es ist schon nach vier. Im Schafstall ist es still. Nur die zwei angepflockten Hunde winseln voller Vorfreude, ob des Festmahls, das sie erwartet. Da spürt Hamza den kalten Griff des Messers, das ihm sein Vater in die Hand drückt. Er weiß, was zu tun ist. Er hat es schon öfter getan. Diesmal ist es trauriger. Sie waren noch nicht dran, das Lamm und seine Mutter, die den Angriff überlebt haben, aber schwer verletzt sind. Wölfe. Wölfe, die sich unter den Stallwänden durchgegraben, an acht Tieren ganze Arbeit geleistet und ihre Kehlen durchgebissen haben. Mutter und Kind muss Hamza erlösen. Es geht ganz schnell: Das Messer ist scharf. Mit einem Ratsch führt

Hamza es durch die Schafshälse. Er sieht nicht hin. Das Blut läuft ihm geräuschlos über die Hände. Granatapfelrot. Die Hunde werden zu Tisch gebeten. Hamza ist der Appetit vergangen.

»Hamza, was hast du? Warum hängt dein Kopf zwischen den Beinen?«

»Genau, was ist los? Waren die Zitronen sauer?«

Feixend empfangen ihn zwei Kollegen. Einige umstehende Schäfer stimmen in das Gelächter mit ein, drehen Zigaretten, spucken geräuschvoll aus oder schnitzen an einem Stock.

»Lasst mich doch in Ruhe«, spuckt auch Hamza aus. »Zitronen! Für mich gab es kein Frühstück. Aber ein Festmahl für die Hunde!« Hamza zieht die Augenbrauen hoch, ein paar Steine spritzen, als er seine Schuhe in die Erde rammt. Seine neuen Schuhe. »Alles wegen des Fahrrads«, speit er weiter.

»Was sagst du? Wölfe? Ach, das ist doch nichts Neues. Das passiert«, versucht ihn einer zu beruhigen und legt ihm die Hand auf die Schulter. Hamza schüttelt sie ab.

»Das lässt sich nicht vermeiden«, pflichtet ein zweiter bei. »Komm! Heut nimmst du eine ganze. Wie lange bist du jetzt bei Yasser? Drei Jahre? Vier? Wie alt bist du? 13?«

»Zwölf. Und lass mich mit deinen stinkenden Zigaretten in Ruhe.« Hamza wischt sich ein paar Tränen aus den Augenwinkeln.

Die anderen sagen nichts mehr, als er mit seiner Herde loszieht. Die Stunden gehen dahin, ohne das Gerede der anderen. Als seine Tiere endlich wieder auseinanderstieben und zu grasen beginnen, fischt Hamza seine Flöte aus der Tasche. »Ein Lied zum Trost? Tut mir leid, dass ich nicht besser aufgepasst habe.« Und die Abendsonne legt sich warm um die Karawane aus Schafen, zwei Ziegen und einem Esel, die von einem Jungen angeführt wird, der nicht mehr nur ein Lied auf den Lippen hat, sondern auch ein Lächeln. »Heute Nacht gebe ich besser acht. Vom Fahrrad habe ich zum letzten Mal geträumt«, verspricht er und geht nach Hause.

»Hamza, was hast du heute? Wieder Wölfe?«

»Hamza, lach' doch mal!«

So wird er auch am nächsten Tag empfangen. Die Späße auf seine Kosten, das freundschaftliche Schulterklopfen, lässt er sich gefallen. Er hat kein Recht, sich wütend aufzuspielen. Die Hände in die Hosentaschen gebohrt, versucht er erfolglos, den trockenen Boden mit den Füßen aufzubrechen. Was ist nur los mit ihm?

Er kann nichts richtig machen, muss dankbar sein, wenn sie nicht böse auf ihn sind. Wenn sein Bruder nicht böse ist. Hat sein echter Vater ihn deshalb weggeschickt? Bekam er nicht etwa darum eine zweite Familie, weil er der Richtige war, harte Arbeit zu leisten, Geld zu verdienen, das nach Hause geschickt wurde, weil der Gemüsehandel nicht genug abwarf? Nein, sein Vater hat ihn ausgeliehen, weil er es nicht ertragen hatte, ihn, diesen Nichtsnutz, mit durchbringen zu müssen und jeden Tag vor Augen zu haben. Doch um den Vater tut es ihm nicht leid, seine Mama vermisst er. Die Besuche waren zu selten. Mit einem Fahrrad wäre alles viel einfacher.

Gestern Abend konnte er nicht anders. Er war so wütend und gleichzeitig so voller Vorfreude, als er, nachdem die Schafe versorgt waren, vor dem Fahrrad seines Bruders stehen blieb. Maisgelb lehnte es an der Hauswand. Nicht beachtet, ohne Luft auf den Reifen. Wie von unsichtbaren Schnüren gezogen, lief er auf das Fahrrad zu, streichelte es so zärtlich, wie sonst seine Ziegen. Die anderen aßen zu Abend, er hatte keinen Appetit. Vorsichtig nahm er das Rad von der Wand und pumpte die Reifen auf. Er schwang sich auf den Sattel, trat in die Pedale und hörte auch nicht damit auf, als es bergab ging. Den Blick auf den Lenker geheftet, flog die Landschaft an ihm vorbei. Nur schemenhaft nahm er die Bäume um sich herum wahr. Diesmal war er es, der Staub aufwirbelte! Die Kiesel stoben durch die Speichen, die Zikaden feuerten ihn zirpend an. Hamza hörte nur den Wind, der ihm um die Ohren pfiff. Seine zu kurze Hose flatterte ihm um die Beine, die dunklen Locken klebten ihm nass an der Stirn. Hamza lachte. Vergessen war der Morgen. Er strampelte weiter und der Fahrtwind trieb ihm Tränen ins Gesicht. Hamza lachte auch noch, als er ins Schlingern geriet – der grobe Sand knirschte unter den Reifen – und er von einer Zypresse ausgebremst und über den Lenker geworfen wurde. Als er sich auf seinem schmerzenden Hosenboden wiederfand, den Geschmack von Eisen im Mund, lachte er so laut wie schon lange nicht mehr. Um nichts auf der Welt hätte er auf dieses Abenteuer verzichten wollen. Schnaufend schob er das Rad wieder den Berg hinauf.

Der Lenker war verbogen, ein Reifen platt, die gelbe Farbe an ein paar Stellen abgeplatzt. Hamza rieb sich den Po. Ein schlechtes Gewissen hatte er nicht.

»Das wird sich nicht lange verheimlichen lassen«, meinte ein Schäfer am nächsten Tag.

»Ist doch nur ein Fahrrad«, meinte ein anderer.

»Ist mir egal«, dachte Hamza.

•••

»Hamza, wo willst du hin?«, fragt seine Mutter. »Das ist der dritte Abend in Folge, an dem du dich, ohne zu essen, zum Schlafen aufs Dach schleichst. Du musst Hunger haben.« Und Hamza hält inne, als er seine Mutter im Topf rühren sieht. Dann schüttelt er den Kopf und schlurft weiter.

»Hamza, rede mit uns«, versucht sie es nochmal.

»Auf keinen Fall!«, flüstert Hamza, als er sich ins Bett legt. Seine schweren Fäuste lässt er auf seine schwere Brust sinken. Der Schweiß steht ihm auf der Stirn. Er muss nachdenken, eine Lösung finden. Als seine Brüder aufs Dach klettern, schließt Hamza schnell die Augen. Er will nichts erklären, er gehört nicht dazu. Als er das gleichmäßige Atmen seiner Brüder und seinen knurrenden Magen vernimmt, rollt Hamza sich aus dem Bett. »Auu!«, stöhnt er auf – seinen Po ziert ein Bluterguss. Keiner nimmt Notiz von ihm. Hamza ist unsichtbar. Er schleicht sich zur Leiter, Sprosse um Sprosse hinab in die Küche. Mit einem Stück Brot entwischt er aus dem Haus, hin zum Stall. »Rückt mal ein Stück beiseite!«, raunt er seinen zwei Ziegen zu und lässt sich mit vollem Mund ins Stroh fallen. Die Wärme der Tiere, ihr leises Blöken, ihr vertrauter Geruch: Hamza atmet tief ein. »Gut, dass ihr da seid, auch wenn ihr mir nicht helfen könnt. Aber ihr versteht mich. Ich musste das Fahrrad nehmen. Es war so allein.«

Als die Sonne rot durch die Ritzen der Bretterwände kriecht, reibt Hamza sich die Augen und gähnt laut. Das Stroh piekt seinen wunden Po. Da weiß er wieder, wo er ist und auch, warum. Hamza wuchtet die Tasche auf seine hängenden Schultern und setzt sich mit seiner Herde schleppend in Bewegung, bevor ihm jemand über den Weg laufen kann.

Weit weg von den anderen Schäfern, lässt er sich auf einem Stein nieder. Seine Tiere sind ihm Gesellschaft genug. Statt zu reden, schnitzt er eine neue Flöte.

Dabei lässt sich gut nachdenken. Doch als er das Messer aus der Tasche nehmen will, stößt er sie weit von sich.

»Hamza, was ist los?« Amir nähert sich seinem Freund. »Du siehst aus, als hättest du ein Gespenst gesehen.«

»Sie wissen es«, stammelt Hamza und schüttelt den Kopf. »Da! In der Tasche!«, spricht er weiter, den Zeigefinger zum Boden gerichtet.

»Wer weiß was?«, fragt Amir, als er Schnitzmesser, Wasserflasche, Brot und Käse aus der Tasche holt.

»Das Essen«, entgegnet Hamza, »sie müssen es heut Nacht in der Tasche verstaut haben. Sie haben das Fahrrad gesehen. Sie werden Fragen stellen: Warum ich bei den Schafen schlafe? Warum ich so früh den Hof verlasse? Warum ich nicht rede?«

»Ja, warum nicht?«, fragt Amir.

Hamza sitzt auf seinen Händen. Die Stirn in Falten gelegt, schüttelt er weiter den Kopf.

»Hamza, sprich mit ihnen. Willst du jede Nacht bei den Tieren schlafen? Nur noch essen, was dir in die Tasche geschmuggelt wird oder was du aus der Küche stibitzt?«

Hamza reißt die Augen auf: »Das weißt du?«

»Nein«, lacht Amir. »Aber ich war auch mal ein kleiner Junge und sage dir, dass du es nur schlimmer machst, wenn du nicht redest. Vielleicht wird es ein Donnerwetter geben wegen des Fahrrads. Na und? Wenn du deiner Familie weiter aus dem Weg gehst oder sie anlügst, wird das ein eisiger Winter für dich werden.« Amir stellt die Tasche neben seinem Freund ab, drückt ihm die Schulter und geht seiner Wege.

»Ich war's. Ich hab's genommen. Na und!«, poltert Hamza abends seinem Bruder vor die Füße. Der zuckt mit den Schultern und sucht die Blicke seiner Familie.

»Ich merke doch, wie ihr um mich herumschleicht. Ihr wisst das mit dem Fahrrad. Bestraft mich doch! Erst die Wölfe und jetzt das! Ich bin eben keiner von euch. Nichts kann ich richtig machen!« Aus Hamza weicht die Luft, er wirkt klein. Sein Kopf hängt fast so tief wie seine Schultern, aus Augen und Nase tropft es auf die neuen Schuhe. Keiner sagt ein Wort.

Hamza wischt sich über sein schmutziges Gesicht, als das Leben in ihn zurückkehrt: Arme und Rücken durchgedrückt, die Hände zu Fäusten geballt, reißt er den Kopf hoch und nimmt seinen Bruder ins Visier. Als er Anlauf nehmen will, überlegt er es sich anders. Er dreht sich zu seinem Vater: »Ich hab das Rad genommen. Es ist kaputt. Ich hab nichts gesagt, ich weiß«, Hamza spricht sehr leise. Sein Vater nickt. »Aber gelogen hab ich nicht!«, diese Worte schreit er fast und seine Bernsteinaugen blitzen.

»Es war nicht richtig, aber schön. Was kann ich machen?« Sein Vater geht einen Schritt auf Hamza zu. Er weicht ihm nicht aus. Als der Vater ihn bei den Schultern fasst, zuckt Hamza nur ein kleines bisschen zusammen. Der Vater schiebt ihn zum Tisch, wo die anderen sitzen, und heißt auch ihm, sich zu setzen. »Nun«, beginnt er, »das soll dein Bruder entscheiden, es ist sein Fahrrad.«

Hamzas Bruder sucht erneut die Blicke seiner Familie: »Mir ist das egal. Er kann's haben. Ich brauch es nicht.«

Hamza haut seine Faust auf den Tisch, dass die Gläser klirren, zeitgleich trifft ihn die flache Hand seines Vaters am Hinterkopf. Hamza merkt davon nichts, als er seinem Bruder sein Kinn entgegenreckt und rauslässt, was er in den letzten drei Tagen runtergeschluckt hat: »Ja, du brauchst es nicht! Du brauchst nichts, weil du schon alles hast und weißt es nicht mal! Du bist wie die Leute in der Stadt!« Und leiser an alle gerichtet: »Ihr habt euch. Ihr seid eine Familie. Ich wollte hier nie sein. Ich wurde nicht gefragt.« Hamza starrt auf die Tischplatte. Die flache Hand seines Vaters liegt auf seiner, aber auch das merkt er nicht.

Sein Vater fragt: »Hamza, was möchtest du?«

Er antwortet nicht, doch nach einer Weile sagt er: »Ich will nichts geschenkt haben. Ich brauche nichts von ihm.« Hamza nickt in Richtung seines Bruders. »Schon gar nicht sein Mitleid. Ich muss nicht zur Schule gehen. Täglich erledige ich meine Arbeit wie ein Mann.«

Der Vater wechselt einen Blick mit seiner Frau, als der Bruder sich wieder zu Wort meldet. »Gut«, meint er, »ich habe verstanden. 100 Dinar und das Rad gehört dir.«

Hamza atmet hörbar aus: »Ich habe nur 20.« Das Fahrrad scheint verloren.

Da sagt sein Bruder: »Ich bekomme deine zwei Ziegen dazu und wir sind quitt.«

Bevor Hamza etwas sagen kann, übernimmt sein Vater: »Unter einer Bedingung! Hamza kümmert sich weiterhin um die beiden. Er füttert sie und nimmt sie mit den Schafen mit.« Und an Hamza gerichtet: »Ab und zu solltest du ihnen auf der Flöte vorspielen. Ich glaube, das beruhigt sie. Was meinst du?«

»Ja, das beruhigt sie.« Hamza sucht die Antwort in der Tischplatte: »Ich brauche Bedenkzeit.«

»Aber natürlich«, meint sein Vater.

»Ich muss das noch mit den Ziegen besprechen. Ich komme gleich wieder.«

Vater und Mutter wechseln erneut vielsagende Blicke.

Wieder zurück, reicht Hamza seinem Bruder die Hand: »Geht in Ordnung«, sagt er.

Den Blick auf den Lenker geheftet, fliegt die Landschaft an Hamza vorbei, stieben die Kiesel durch die Speichen, feuern ihn die Zikaden zirpend an. Die zu kurze Hose flattert ihm um die Beine, die Locken kleben ihm nass an der Stirn. Hamza lacht, als er auf das Haus zufährt, in dem er geboren wurde und vor dem seine Mama auf ihn wartet. Um nichts auf der Welt hätte er auf dieses Abenteuer verzichten wollen. Für nichts auf der Welt gibt er es wieder her: sein Fahrrad. Er hat es angemalt. Granatapfelrot.

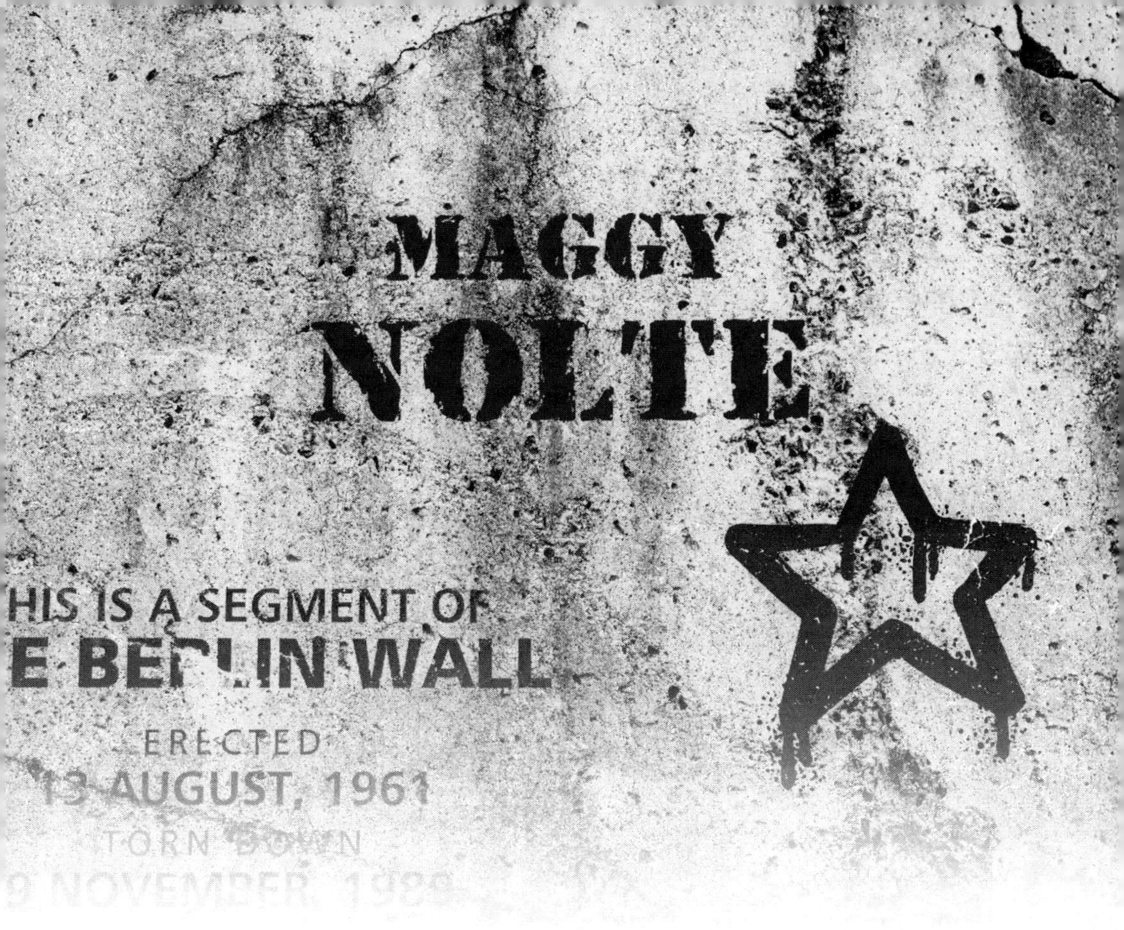

Maggy Nolte (1976) konnte bereits seit ihrer Kindheit andere Personen durch Wörter und Sätze ins Land der Fantasie mitnehmen. Der Master-Studiengang »Biografisches und Kreatives Schreiben« war lange Zeit ein Traum von ihr, doch ihr fehlte der Mut, ihre Texte öffentlich zu machen.

Erst nach Jahren hat sie sich beworben. Durch das Studium hat sie gelernt, ihren Ideen zu vertrauen. Schreiben ist damit wieder zu ihrer Leidenschaft geworden. Diese Begeisterung möchte sie an andere Menschen weitergeben und sie bei ihren beruflichen und privaten Schreibideen unterstützen.

FERNWEH

KURZGESCHICHTE

Sie hatten vor Gran Canaria Anker geworfen. Die Sonne strahlte vom wolkenlosen Himmel. 27 Grad. Am Abend war mit einem wunderschönen Sonnenuntergang zu rechnen. Den würden sie auf dem Sonnendeck ansehen. Bis dahin hatten sie noch genügend Zeit, um den Pool, die Bar und andere Annehmlichkeiten des Schiffes zu genießen. Und im Restaurant richtig schön essen zu gehen. Das Motto des Tages war »Spanischer Abendâ. Darauf freuten sie sich besonders, da die Mamá dann an ihre Heimat erinnert wurde. Tim und sie spielten am Pool. Espi saß auf einem der Liegestühle. Als Tim die Rutsche des Pools erneut hinaufkletterte, piepte Inés' Handy.

»Frag Espi noch mal. Anton sagt, der Aufsatz wird benotet?« Die Worte ihrer Freundin leuchteten durch das gesplitterte Display. Inés spürte ein Grummeln im Magen.

Dieses kleine Luder. Sie hat gesagt, der Aufsatz wäre unbenotet.

Sie wandte sich ihrer Tochter zu.

Oh – sie liest. Soll ich sie dann jetzt ansprechen? Obwohl – wann, wenn nicht jetzt? Immerhin ist sie grade entspannt. Dann endet unser Gespräch vielleicht mal nicht im Streit.

»Espi?«

Ein Schnauben war die Antwort.

Mann ey! Immer diese Reaktionen. Kann sie nicht einfach normal reagieren?

»Nadine sagt, euer Schulaufsatz wird benotet. Stimmt das?«

Immerhin sah Espi jetzt auf und zu ihr hinüber. »Hm?«

Arrrr. Sie biss die Zähne kurz aufeinander.

»Was heißt dieses Hm? Ist das ein Ja oder ein Nein?« Die Antwort war Schweigen.

»Ich habe dich etwas gefragt.«

»Hab noch Zeit.«

»Soweit ich weiß, sind es nur noch zwei Wochen.«

»Sach ich doch. Suficiente Zeit.«

Inés holte tief Luft. Das Grummeln im Magen verwandelte sich in einen massiven Sturm. Ihre Tochter wusste genau, welche Knöpfe sie drücken musste, um sie auf die Palme zu bringen.

»Ich habe dir schon hundertmal gesagt, du sollst die Sprachen nicht mixen! Wenn du schon Spanisch sprechen möchtest, dann tu es vernünftig!«

»Vale, Mamá.« Espi warf ihr Buch zur Seite und stand auf. »Ich geh mal zur Tö.«

Ganz ruhig. veintiuno – veintidós – veintitrés – respirar. veintiuno – veintidós – veintitrés – respirar.

Das Grummeln im Magen ließ nach und Inés spürte, wie sich ihre Zähne lockerten, die sie zuvor vor Wut aufeinandergepresst hatte.

Sie ist pubertär. Sie meint es nicht böse. Lass sie einfach maulen.

Inés wiederholte die Worte ihrer Freundin Nadine wie ein Mantra in ihren Gedanken, während sie ihrer Tochter hinterhersah.

»Mamá! Du spielst gar nich mit!«, riss Tims Stimme sie aus ihren Gedanken.

»Entschuldige. Jetzt bin ich wieder dabei.«

»Du bis' dran mit rutschen.«

»Ah. Okay. Dann ...« Sie erklomm die gelbe Rutsche. Oben angekommen rief sie: »Gut. Und – hui!« Inés rutschte hinunter.

»Das Wasser, guck das Wasser! Es hat zu allen Seiten gespritzt!« Tims Augen blitzten bei diesen Worten und seine Wangen färbten sich vor Begeisterung rot. »Jetzt wieder ich!« Er kletterte die Rutsche hoch.

»Eins, zwei, drei, und ... platsch!«

Das Wasser schwappte auf ihr Smartphone. Als sie es mit einem Tuch trockenwischte, sah sie, dass ihre Tochter zurück und wieder in ihr Smartphone versunken war. Sie tippte im Minutentakt neue Nachrichten. Sie selbst legte ihr Handy zur Seite und wandte sich wieder ihrem Sohn zu.

»Na warte, du Schlingel. Das kriegst du zurück!« Sie tunkte ihre Finger ins Wasser und spritzte ihrem Sohn ins Gesicht. Er quietschte vor Vergnügen und reagierte auf die gleiche Weise. Inés genoss sein glucksendes Kinderlachen. Sie nahm den kleinen rot-gelb gestreiften Ball hoch und fragte:

»Was meinst du, Tim? Wollen wir vielleicht mit dem Wasserball spielen?«

»Nee. Keine Lust«, gab er zur Antwort. Gleich darauf sah er auf, kippte den Kopf etwas nach links und während er zu ihr hochschielte und wie ein Schelm lächelte, fragte er: »Krieg ich ein Eis?«

»Ein Eis?«, wiederholte sie seine Frage, als müsse sie sich die Antwort erst noch genau überlegen. Er nickte eifrig.

»Ach, warum nicht. Na komm! Lass uns an die Theke gehen und ein Eis bestellen. Dort hinten scheint ein Tisch frei zu sein.« Ihre Tochter verdrehte die Augen, schüttelte ihren Kopf und tippte demonstrativ die nächste Nachricht.

Gemeinsam gingen sie zur Poolbar hinüber.

»Was darf's denn sein?«, fragte der erste Offizier.

»Wir hätten gern zwei Eis im Becher. Für mich nur Schokolade. Tim, was möchtest du?«

»Schokolade!«, rief er und strahlte dabei über das ganze Gesicht. Er nahm den Eisbecher, reichte dem Offizier die ihm nach den vielen Tagen bekannten zwei Euro und ging damit zum Tisch hinüber, wo er sich hinsetzte. Inés folgte ihm. Als sie sich gerade setzte, piepte ihr Handy erneut. Es war eine Nachricht von Espi: »Mamá, bekomm ich auch Geld für ein Eis?«

»Darüber sprechen wir, wenn ich deinen Aufsatz gelesen habe«, tippte Inés zurück und sah ihren Sohn wieder an. Mit seinen braunen Locken und den braunen Kulleraugen sah er aus wie ein kleiner Strolch. Immer zu Schabernack aufgelegt.

Er müsste mal wieder zum Friseur.

»Was machen wir, wenn wir unser Eis aufgegessen haben?«

Er führte gerade den Löffel zum Mund und zuckte mit den Achseln. »Egal.«

»Okay. Dann lass mal sehen. Wir könnten zurück in unsere Kabine gehen und dort eine Runde Schlaf nachholen.«

»Nein!«, protestierte Tim lauthals, aber belustigt.

»Oder – wir bleiben noch auf dem Pooldeck und suchen uns einen Liegestuhl auf dem wir ein bisschen lesen können.«

»L-a-n-g-w-e-i-l-i-g.«

Sie kicherten beide.

»Wir könnten weiter hier sitzen und das Meer beobachten? Oder – am Ausflugsschalter vorbeigehen und einen davon aussuchen.«

»Mamá!«, stieß er empört aus. »Das hab ich dir doch erklärt. Das heißt jetzt steppen, vor-bei-steppen.«

Inés schmunzelte. »Entschuldige, ich meinte natürlich, wir können am Schalter vorbeisteppen und uns einen coolen Ausflug aussuchen.«

Tim ließ den Löffel sinken und tippte sich mit dem Finger immer wieder an die Lippen: »Mal überlegen. Hm – hmmm – Ich glaube – ich möchte – zum Ausflugsschalter.« Kaum hatte er das gesagt, stand er auf und war auch schon weg.

Als Inés dazukam, saß Tim auf einem der weißen Stühle vor dem Schalter und starrte auf das Touchdisplay des Monitors. Mit einer stetigen Bewegung wischte er immer wieder nach links. Mehrfach hörte sie von ihm ein »Oh-Hoho«, bevor er sich erneut mit leuchtenden Augen vorbeugte. Mit den Lippen machte er mal das Geräusch von rhythmisch gegen das Schiff schlagenden Wellen nach, dann das knatternde Geräusch eines Quads, das über einen unebenen Boden raste. Sein rechter Fuß wippte, als würde er mit einem Pedal Gas geben. Dann hielt er inne. Mit blitzenden Augen blickte er zu ihr auf und strahlte sie mit hochroten Wangen an. »Können wir Canyoning machen, Mamá?«

»Echt jetzt? Oh ja, Mum! Lass uns Canyoning buchen. Ist ja nur drei Mal so teuer wie all die anderen Ausflüge!«, warf Espi ein, die für diese Äußerung tatsächlich von ihrem Smartphone aufsah.

Seit du deine Haare rot trägst, bist du ganz schön biestig geworden.

Inés unterdrückte den Wunsch, es laut auszusprechen und fragte ihren Sohn:

»Canyoning? Was soll denn das sein?«

Tim hatte offenbar auf diese Frage gewartet. Er zog einen zerknitterten Zettel aus seiner Tasche. Inés erkannte den Ausdruck eines Fotos.

Den hat er offensichtlich nicht nur einmal gelesen. Wo hat er den wohl her?

Es zeigte eine Gruppe lachender Personen in roten Neoprenanzügen, mit gelben Sicherheitshelmen und Klettergurten um die Hüften. Sie standen vor einer massiven Felswand, über deren schroffes Gestein sich ein stetiges Rinnsal ergoss.

Ein Wasserfall. Im letzten Urlaub mit Markus waren wir auch an einem Wasserfall. Der Tag dort war wundervoll. Wir hatten so viel Spaß im Wasser und beim Picknick. Ob er diesen Ausflug deswegen ausgesucht hat?

Inés musste erst einmal tief Luft holen, um sich zu sammeln. Dann streichelte sie ihrem Sohn liebevoll über die Wange.

»Bist du denn dafür schon alt genug?«

»Auf der Website steht, wenn ein Erwachsener mitkommt, dann darf man ab 10 Jahren mitmachen.«

»Du scheinst dich sehr gut informiert zu haben. Was stand denn noch auf der Website?«

»Es geht morgens am Hafen los. Bereits um 9:30 Uhr steht der Bus bereit. Dann fährt man zwei Stunden ins grüne Zentrum. Dort ist dann die Schlucht, wo die Wanderung beginnt.«

Er hatte fast den genauen Wortlaut auswendig gelernt, der im Infotext neben dem Foto abgedruckt war.

»Alle Achtung. Ich glaube, der Ausflug wäre dir wirklich wichtig, oder?«

»Ja.«

»Dann sollten wir ihn wohl buchen, nicht?«

Wieder dieses Strahlen! Wer kann diesem Strahlen schon widerstehen?

Einen Augenblick lang schwieg er, dann fügte er leiser hinzu: »Vielleicht kommt Papa ja mit?«

»Tut er nicht«, meinte seine Schwester.

»Woher willst du das wissen? Er fände den Ausflug bestimmt toll.«

»Ja. Den Ausflug schon. Aber nicht mit uns, sondern mit seiner neuen Freundin!«

»Papa hat keine neue Freundin.«

»Klar hat er die! Oder glaubst du, wir sind einfach so in diese gammlige Bude gezogen?« Sie deutete um sich herum.

»Guck dich mal um. Die mickrige Wohnung hat kaum Fenster, die ramschige Couch hat schon Löcher, die winzige Küche hat nur zwei Kochplatten. Die ollen Stühle sind vom Sperrmüll. Und ihr beide, du und Mama, sitzt hier und spielt Urlaub und Ausflüge buchen! Mit diesem Scheiß-Playmobilschiff!«

Tim war unter jedem Wort zusammengezuckt. Seine Lippen begannen zu zittern und in seinen Augenwinkeln bildeten sich Tränen. Die Muskeln um seinen Mund zuckten. Sein Oberkörper schaukelte vor und zurück. Dann explodierte die ganze Anspannung. Sein Fuß schnellte vor und traf mit voller Wucht das weiße Playmobil-Kreuzfahrtschiff, das mit lautem Getöse über den Fußboden polterte. Tim sprang auf, lief aus dem Raum und knallte die Tür hinter sich zu.

Tick – Inés starrte auf die Aida Panama.

Nicht schreien.

Tick – Die drei Püppchen ragten zur Hälfte unter dem Rumpf hervor.

Sie meint es nicht so.

Tick – Das Dach des Schiffes, auf dem sich das Sonnendeck befand, war abgesprungen.

Sie vermisst ihn halt so.

Tick – Das Geld war fast bis unter die Couch gerollt.

Rumms! Mit einem Knall landete der Wecker mitsamt dem Kissen, das Espi nach ihm geworfen hatte, auf dem Fußboden.

»Selbst der blöde Wecker ist ein Rosthaufen!« Ihre Stimme zitterte bei diesen Worten und ihre Schultern zuckten.

Mein armes Baby. Wie kann ich ihr nur helfen? Sollte ich streng sein? Oder liebevoll und verständnisvoll? Was würde meine *Mamá wohl jetzt tun? Aber sie war nie in dieser Situation. Getrennt von ihrer Familie. Völlig allein auf sich gestellt, ohne Unterstützung durch ihren Mann in einem fernen Land. Ich glaube, streng sein hilft jetzt gar nicht.*

»Dafür, dass unsere Sachen so ›ramschig‹ sind, seid ihr beide ganz schön zerstörungswütig«, sagte sie schließlich.

Espi hob vorsichtig den Kopf ein Stück an und schielte zu ihr hinüber. Ihre roten Wangen bildeten einen starken Kontrast zu ihrem weißen T-Shirt. Sie kaute auf ihrer Unterlippe und fügte leise hinzu: »Tut mir leid, Mamá.« Aus ihrem rechten Auge löste sich langsam eine einzelne Träne. Inés sah dabei zu, wie sie Espi über die Wange kullerte, an der Nasenspitze vorbei den Mundwinkel streifte, am Kinn entlang rann und schließlich auf ihre Hand tropfte.

Verdammt, verdammt, verdammt.

Sie hatte sich so fest vorgenommen, es die Kinder nicht spüren zu lassen.

Inés streckte die Hand aus und umschloss mit sanftem Druck Espis Finger. Diese reagierte und drückte ebenfalls zu. Dann kam das Schluchzen. Zum ersten Mal seit dem Auszug erlaubte sich ihre Erstgeborene, ihre wahren Gefühle zu zeigen. Inés setzte sich neben sie auf das durchhängende Sofa und umschloss ihre Schultern, als Espi ihren Kopf auf ihren Schoß legte. Behutsam wiegte Inés sie vor und zurück. So wie sie es immer getan hatte, als Esperanza noch ein Baby gewesen war. Dann hauchte sie ihr sanft einen Kuss auf die Haare und murmelte: »Wir schaffen es schon, mi corazón.«

Es war still in der Wohnung, als Inés aus Tims Zimmer zurückkehrte, nachdem sie ihm »Gute Nacht« gesagt hatte. Diese Stille war es, die sie am meisten belastete. Wenn die Kinder im Bett lagen und sie allein auf der Couch saß, die ihr gleichzeitig als Bett diente. Sie holte sich ein Trockentuch und kniete sich neben die verstreut liegenden Playmobilstücke. Als sie den Rumpf hochnahm, entdeckte sie darunter die Figur für Esperanza. Diese lag mit dem Gesicht nach unten auf dem Boden, ihr Arm auf einem der winzigen Eisbecher. Inés schmunzelte. Jetzt hatte ihre Tochter doch noch ein Eis bekommen. Behutsam setzte sie das Püppchen auf den Rand der Couch, bevor sie das Wasser vom Boden wischte.

Schlimmer macht es dieser Fleck auch nicht mehr. Der Boden ist eh schon so aufgequollen. Espi hat schon recht. Diese Bude ist ramschig.

Ein Anflug von Traurigkeit überkam sie, als sie an die terracottafarbenen Mosaikfliesen in ihrem Haus zurückdachte. Zum ersten Mal, seit ihr Mann sie vor neun Monaten betrogen hatte, erkannte sie, dass sie nicht mehr ihn, sondern nur noch ihr altes Leben vermisste. Sie hatten diesen sicheren Hafen besessen. Am Rande der Stadt beim Wald, der Natur so nah. Und sie waren wirklich viel gereist.

So viele Pläne für die Zukunft und das Alter. Wir wollten mit den Kindern nach Kanada, nach Südostasien und nach Afrika zu den Big Five.

Jetzt stand sie ganz allein mit den Kindern da. An Reisen war da kaum zu denken. Aber sie träumte noch immer davon.

Vorsichtig griff Inés nach dem Sonnendeck des Kreuzfahrtschiffs und steckte es an seinen Platz zurück.

Oh, wie schön. Es passt noch.

Anschließend befestigte sie die gelbe Rutsche wieder am Pool, klaubte den Wasserball, die zwei restlichen Eisbecher, die Handtücher und das Geld mit der rechten Hand zusammen und brachte die Panama zurück an ihren Platz auf dem weißen Sekretär. Eines der wenigen Möbelstücke, das sie aus dem gemeinsamen Haus mitgenommen hatte, denn es war ein Hochzeitsgeschenk ihres Vaters gewesen. Er hatte den Schrank selbst geschreinert. Der Sekretär stand direkt unter dem einzigen Bild, das ebenfalls mit in die neue Wohnung gezogen war. Ein vergrößertes Foto ihrer letzten Aida Kreuzfahrt, die sie zu den Kanaren geführt hatte.

Einen Augenblick lang versank sie im Anblick der untergehenden Sonne über der großen Insel, genoss die Erinnerung an das Gefühl der Gemeinschaft, das sanfte Schaukeln des Meeres unter dem Rumpf, die Wärme der Kanaren, das glückliche Lachen der Kinder und die sanften Rottöne des abendlichen Himmels.

Dann öffnete sie mit ihrem Schlüssel das Geheimfach des Sekretärs. Es klimperte leise, als sie die Münzen in die weiße Spardose warf. Die Spardose mit der Aufschrift *Fernweh.*

GEDANKENGANG

KURZGESCHICHTE

»Es ist sechs Uhr. Sie hören die Nachrichten. Die Welt: Bei einem schweren Zugunglück in der Nähe von Potsdam sind heute Nacht drei ...«

Boa ne! Das will ich gar nicht hören. Hastig beugte sie sich vor, schaltete den Radiowecker aus. Dann sank sie mit klopfendem Herzen auf ihr Kissen zurück. *Ganz ruhig. Das geht gleich wieder weg. Erstmal Atmen: Einatmen – Luft anhalten – Ausatmen.*

Sie wiederholte die Atemübung drei Mal. Ihr Herzschlag beruhigte sich und sie sah zur Seite. *6:03 Uhr.*

Hm. – Ich könnte weiterschlafen. Gestern schon so früh ins Bett und trotzdem so müde.

Sie hob den Arm und legte ihn über ihre Augen.

Was steht heute an? Teammeeting mit dem Chef. Der kommt extra aus Berlin. Die Präsentation ist noch nicht fertig. Das Bild muss noch rein. Ob Hao das jetzt in die Cloud gestellt hat? Heute Nachmittag das Treffen mit dem neuen Kunden. Wird wieder ein langer Tag. Ich könnte Urlaub gebrauchen.

Wieder traf ihr Blick den Radiowecker. *6:05 Uhr.*

Hilft nichts. Die Nacht ist um. Ich muss aufstehen. Also: Eins, zwei, drei. Und los! Mit einem Schwung schlug sie die Bettdecke zur Seite.

Wuah. Is das kalt. Ob das wirklich gut ist? Nur 18 Grad. Das is ja lausig. Nicht, dass ich hinterher von der Kälte krank werde. Das geht grad gar nich. Wenn ich die Präsentation am Freitag verpasse, wird das nichts mit der Beförderung.

Sie stand auf und ging zum gegenüberliegenden Fenster, drückte es in den Rahmen zurück und schloss den Riegel. Dabei fiel ihr Blick auf die Fahrbahn unter ihrem Fenster. Die Straße war leer, aber nass.

Na klasse, Regen! So 'n Mist. Ist bestimmt spiegelglatt. Das Fahrrad kann ich da vergessen. Viel zu gefährlich. Und zu Fuß wird das bis sieben verdammt knapp. Obwohl … Würde es reichen, wenn ich heute ausnahmsweise erst um 7:30 Uhr anfange? Aber dann fehlt die Zeit für die Mails. Hinterher sitz ich in der Frühbesprechung und hab die E-Mails nicht gelesen. Sieht uninformiert aus. Also besser doch um 7 Uhr. Jetzt ab unter die Dusche!

Zweiundzwanzig Minuten später zog sie die Tür hinter sich zu und eilte die Treppe hinunter, mit nassen Haaren, einem Apfel zwischen den Zähnen, Jacke, Handtasche und Schirm unter den Arm geklemmt.

Wenn die Präsentation gut verläuft, bekomme ich vielleicht das Budget für die neue Kampagne. Dann stünde ich auf gleicher Stufe mit Paul. Hab ich das Handy? – Ja, hab's. – Ich brauche noch einen neuen Blazer. Der alte ist zu groß geworden. Das heißt nach der Arbeit in die Stadt. – Na klasse. Mitten ins Chaos. Ausgerechnet Ende November. Die ganze Stadt ist unterwegs, um Geschenke zu kaufen. Ich hasse diese Menschenmassen. Könnte ihn im Netz bestellen. Aber der Blazer muss schon gut sitzen. Sonst macht das keinen guten Eindruck.

Abrupt blieb sie stehen. *Hab ich die Tür richtig abgeschlossen?*

Angestrengt nachdenkend zog sie ihre Stirn kraus. Sie konnte sich nur noch daran erinnern, die Tür zugezogen zu haben. Aber hatte sie abgeschlossen? Seit Becky damals das Malheur mit der Haustür passiert war, die stundenlang aufgestanden hatte, prüfte sie lieber zwei Mal nach.

Shit!! Ich muss nachsehen.

Sie drehte um, nahm zwei Stufen auf einmal und hastete zurück zur Wohnungstür. Dort steckte sie ihren Schlüssel ins Schloss und versuchte ihn nach links zu drehen. Es ging nicht. *Doch zu.* Sie ließ den Atem entweichen und schloss die Augen. *Ich sollte mich besser konzentrieren. Dann muss ich nicht ständig zurücklaufen. Becky hat seither dieses elektronische Türschloss. Sie braucht gar nicht mehr abschließen. Könnte ich auch mal nachgoogeln. Macht die Sache mit der Tür bestimmt einfacher. Apropos Tür. Ich wollte mir eine der Schlüsselkarten für den neuen Fahrradkeller auf der Arbeit besorgen. 20 Euro pro Monat ist zwar happig für einen bewachten Fahrradständer, aber dann spar ich mir bei Regen die Abtrocknerei.*

An der Ampelkreuzung Hochstraße/Lasalle Straße hörte der Regen endlich auf. Sie klappte den Schirm zusammen und steckte ihn ebenfalls in ihre Tasche. Ein Fahrradfahrer fuhr an ihr vorbei.

Offenbar traut der sich trotz dieser Kälte und dem Regen Fahrrad zu fahren. Aber heute sind deutlich weniger Autos unterwegs. Vielleicht wäre es mit dem Fahrrad doch gegangen. Ach, egal. Die Bewegung an der frischen Luft ist gut für mich. Jeder Schritt ist ein Schritt zu mehr Gesundheit. Was sagt denn die Uhr? Müsste schon einiges an Schritten gemacht haben?

Sie tippte auf das Display der Smartwatch an ihrem rechten Arm. Die Anzeige sprang um und zeigte 3.127 Schritte an.

Gar nicht mal schlecht. Fast 4.000 Schritte, wenn ich im Büro ankomme. Spart mir heute Abend den Weg ins Fitnessstudio und ich könnte auf der Couch bleiben. Krimis gucken. Oder ein gutes Buch lesen.

Sie blieb kurz stehen. *Wann habe ich zum letzten Mal ein Buch gelesen?* Sie überlegte, ging in Gedanken ihren Kalender durch und blätterte Woche für Woche zurück. Da war das Projekt, das sie gemeinsam mit Hao nach dem Urlaub übernommen hatte und das kurz vor dem Abschluss stand. Davor ihr Urlaub in den Bergen. Sie war mit Agnes in den Alpen gewesen, auf Hüttentour mit drei Übernachtungen. Und da hatte sie in der Biografie von Reinhold Messner geschmökert. Ein Buch, das sie trotz seines Gewichts mit auf die Tour genommen hatte.

Ganz schön lange her. Aber schön war's. Ein Lächeln schlich sich auf ihre Lippen, als sie an das wundervolle Tal dachte, in dem die Hütte gelegen hatte. Schroffe graue Felswände ragten hinter dem Haus in die Höhe. Die Schutzunterkunft lag umrahmt von grünen Tannen an einem Fluss, der selbst im Juli tosendes Wasser führte. Sie war über die wacklige Brücke aus Lochplatten auf die andere Seite balanciert und hatte dort auf einer der wenigen grünen Stellen am Wasser gesessen und gelesen. Das Lachen der spielenden Kinder war dabei an ihr Ohr gedrungen und sie hatte endlich die Zeit gefunden, in dem Buch zu blättern, das bereits seit ihrem Geburtstag im März auf ihrem Sofatisch lag. Dabei hatte Agnes sie zunächst beknien müssen, mit ihr in den Urlaub zu fahren. Eigentlich waren ihre Pläne für den Sommer anders gewesen. Sie hatte sich fest vorgenommen, ihre Wohnung auf Vordermann zu bringen. Die Fenster mussten mal wieder gründlich gereinigt werden, es galt den Keller zu entrümpeln, Besuche bei den Eltern zu verrichten und die ganzen Datenblätter zu lesen, die sie für den asiatischen Markt benötigen würde. Besser sie war vorbereitet, wenn es an das Weihnachtsgeschäft ging. Aber dann hatte Agnes' Freund sich plötzlich von ihr getrennt, und Agnes hatte sie gebeten, mit ihr in den Urlaub zu fahren, damit sie abgelenkt war. Und Agnes in dieser Situation unter die Arme zu greifen, war eine Selbstverständlichkeit. Die Wohnung und der Keller liefen ihr nicht weg.

Der Gedanke an den Keller verursachte ihr leichtes Unbehagen. Im Keller war sie immer noch nicht gewesen und der Sperrmülltermin, den sie gleich nach dem Urlaub vereinbart hatte, um ihr schlechtes Gewissen zu beruhigen und sich selbst zu motivieren, konnte nicht mehr weit weg sein.

Rechts abbiegend gelangte sie in die Münsterstraße. Jetzt waren es noch etwa zehn Minuten zur Arbeit.

Wenn ich auf der Arbeit ankomme, schaue ich als Erstes nach, wann der Termin ist. Ich hätt ihn besser zu Hause aufschreiben sollen, anstatt auf den Notizblock im Büro. Den könnt ich sowieso mal wieder entrümpeln. Da stehen jetzt schon wieder so viele Sachen drauf… Oh. Da hinten ist grün. Wenn ich mich beeile, schaffe ich es noch über die blöde Kreuzung, bevor es wieder rot wird. Sonst muss man immer so lange warten.

Sie beschleunigte ihre Schritte und schaffte es tatsächlich noch bei Grün auf die Kreuzung. *Ha! Geschafft.*

Als sie an den Schaufensterscheiben der Reinigung vorbei ging, fiel ihr Blick auf die Digitaluhr, die der Laden an seiner Fassade angebracht hatte. 27.11. – 06:48 Uhr – 6 Grad Celsius, 27.11. – 06:48 Uhr – 6 Grad Celsius – lief in roten Leuchtbuchstaben wiederholt über das Display. *Ich könnte es sogar noch schaffen, bei Kramers einen Kaffee und ein Brötchen zu besorgen.* Bei dem Gedanken an die frischen, krossen Croissants, belegt mit Schinken und Käse, Ei, Tomate und Gurke, lief ihr das Wasser im Mund zusammen.

Soll ich? Es wären nur fünf Minuten mehr. Kein wirklicher Umweg … Ach, komm. Wenn es zu voll ist, geh ich einfach weiter. Allerdings nehm ich kein Croissant. Das ist viel zu fettig. Dann bringt der ganze Sport nichts und ich habe schließlich schon wieder sieben Kilo abgenommen.

Sie spürte ihren eigenen Widerstand gegen diesen Gedanken. Sie liebte belegte Croissants, hatte aber schon sehr lange keines mehr gegessen, weil sie unbedingt bis Weihnachten zwei Kleidergrößen weniger hatte haben wollen. Ihr Ernährungsberater hatte gesagt, fünf Kilo wären eine Kleidergröße. Zehn folglich zwei. Und ihre Hosen waren im Bund schon deutlich weiter geworden.

Bestimmt kann ich nächsten Monat schon die nächsten neuen Klamotten kaufen. Die von Juli sind schon wieder viel zu weit geworden und zu kalt. Die vom letzten Jahr passen gar nicht mehr. Die sind mir inzwischen viel zu groß.

Während sie das nächste Geschäft passierte, blieb sie kurz stehen und warf einen zufriedenen Blick auf ihr Spiegelbild, das von der Glasscheibe reflektiert wurde. Sie hatte sich am ersten Januar fest vorgenommen, in diesem Jahr 20 Kilo abzunehmen. Jetzt waren es nur noch drei Kilo, dann hätte sie dieses Ziel genauso erreicht wie das Ziel, viermal in der Woche Joggen zu gehen und darüber hinaus den Weg zur Arbeit mit dem Fahrrad oder, wenn das nicht ging, zu Fuß zurückzulegen.

Nur noch vier Wochen, dann ist das Jahr um. Und ich habe den Sport nicht ein einziges Mal ausfallen lassen.

In ihrem Hinterkopf erklang die Stimme ihrer Mutter: »Schatz, du machst zu viel. Tritt mal auf die Bremse. Man kann nicht alles auf einmal erreichen.« Das Gespräch hatte sie noch lebhaft im Ohr. Sie war so sauer auf ihre Mutter gewesen. Was bildete die sich ein, sich jetzt noch in ihr Leben einzumischen. Sie war schließlich nicht mehr 17.

»Doch Mamá, ich kann das«, hatte sie erwidert und insgeheim gedacht, der werd ich's zeigen.

Trotzig hob sie ihr Kinn an und schob die Erinnerung rigoros beiseite. *Außerdem soll mir das erst einmal jemand nachmachen. Rebekka aus der Buchhaltung hat schon nach drei Wochen aufgegeben. Angeblich wegen ihrem Knie. Mir dagegen tut das Joggen sehr gut. Und der Figur hat es nicht geschadet. Meine Waden und mein Po sind viel straffer geworden.*

Sie erreichte die Bäckerei. *Hehe. Keine Schlange.* Erfreut wollte sie in den Laden huschen, doch als sie versuchte, die Tür zu öffnen, war diese geschlossen. Irritiert versuchte sie es erneut, mit dem gleichen Ergebnis. Die Tür war zu. Es brannte auch kein Licht. Sie warf erneut einen Blick auf das Display ihrer Smartwatch. *6:52 Uhr. Eigentlich sollte um diese Zeit bereits geöffnet sein. Aber vielleicht ist jemand erkrankt. Schade. Dann soll es nicht sein.*

Sie hüpfte die Stufen vor der Backstube wieder hinunter und führte ihren Weg fort. Auf der gegenüberliegenden Straßenseite kam eine Straßenbahn mit quietschenden Bremsen hundert Meter vor ihr an der Haltestelle zum Stehen.

Mist. Wenn ich das mit dem Brötchen gelassen hätte, müsste ich im Gebäude jetzt nicht am Aufzug Schlange stehen. Die Bahnen sind immer so voll. Alle wollen gleichzeitig ins Büro. Da ist kein Durchkommen mehr.

Die Bahn fuhr wieder an. Sie erkannte, dass diesmal nur zwei bis drei Personen ausgestiegen waren.

Wow, cool. Da hab ich aber diesmal Glück gehabt. Gar kein Massenauflauf am Fahrstuhl. Jippi.

Als sie das Gebäude erreichte, kramte sie in ihrer Tasche nach dem Schlüsselband, umfasste den Schlüssel und steckte ihn ins Schlüsselloch. Dann wartete sie auf das obligatorische zweifache Piepsen, gleich gefolgt von einem grün leuchtenden Punkt. Es war das Zeichen dafür, dass die Schließanlage die Programmierung des Schlüssels akzeptierte und die Tür sich öffnen ließ. Piep – Piep. Rot.

»*Och nö. Nicht doch*«, schoss ihr durch den Kopf. Sie wiederholte den Vorgang. Piep – Piep. Rot.

Hab ich am Montag vergessen den Schlüssel neu zu aktivieren? Sie zog den Schlüssel wieder ab, um es erneut zu versuchen. Wenn das nicht funktionierte, musste sie den Schlüssel neu aktivieren. Der Aktivierungskasten war um das Gebäude herum. Das hatte der Hausmeister absichtlich so gemacht, damit sie daran dachten, ihren Schlüssel jede Woche am entsprechenden Gegenapparat im Gebäude neu zu aktivieren. Wer das nicht tat, war gezwungen, um das gesamte Gebäude herum zu laufen, um wieder Zugang zu bekommen. Er begründete das als Erziehungsmaßnahme. Alles in ihr sträubte sich dagegen, in den Hof zu gehen. Dort standen die riesigen Müllcontainer. Es stank entsetzlich und zu allem Überfluss bestand der Boden aus diesen komischen Steinplatten, in denen Gras gepflanzt war. Das Wasser konnte dort gar nicht richtig abfließen und nach dem Regen der letzten Nacht würde da alles unter Wasser stehen.

»Pitschnass und stockdunkel. Nicht erstrebenswert. Versuch es nochmal, Valentina!«, machte sie sich selbst Mut. Erneut steckte sie den Schlüssel in das Schlüsselloch. Piep – Piep. Rot.

»Ach Scheiße!«, stieß sie wütend aus, nur um diesen Ausbruch gleich darauf zu bereuen und sich über die Schulter umzublicken.

Wenn das jetzt jemand gehört hat? So ein Ausbruch passt nicht zu einer angehenden Abteilungsleiterin. Die müssen stets ruhig und besonnen sein und weit über solchen Dingen stehen.

Sie sah sich erneut um, ob doch noch ein Kollege eintraf, der sie mit hineinnehmen könnte. Als ihr Blick auf den Vorplatz des Gebäudes fiel, bemerkte sie, wie dunkel es dort war. Das war selbst für diese Jahreszeit seltsam und normalerweise war um diese Zeit schon das ein oder andere Fahrrad an den Ständern angebunden worden. Sie sah an der Häuserfassade hinauf. Es brannte kein Licht.

Kein Licht.

Der Gedanke hallte in ihrem Kopf nach wie der vibrierende Ton einer angeschlagenen Klangschale. Mit der Hand immer noch an ihrem Schlüssel, der im Schloss steckte, war sie wie zur Salzsäule erstarrt. Dann explodierte ihr Herzschlag in ihrer Brust und sie schloss ihre Augen.

Oh nein! Das kann doch nicht … Das gibt es doch gar nicht!

Sie schlug die Augen wieder auf, dann zog sie den Schlüssel aus dem Schloss und steckte ihn in die Handtasche zurück. Langsam hob sie ihren Arm, um auf das Display ihrer Uhr sehen zu können. Immer noch hämmerte ihr Herz, als sie auf den Knopf an der Seite der Uhr drückte und sich das Menü öffnete. Ein weiterer Klick zeigte ihr den Kalender an.

27.11. Samstag.

Es ist Wochenende. Wie konnte ich das vergessen?

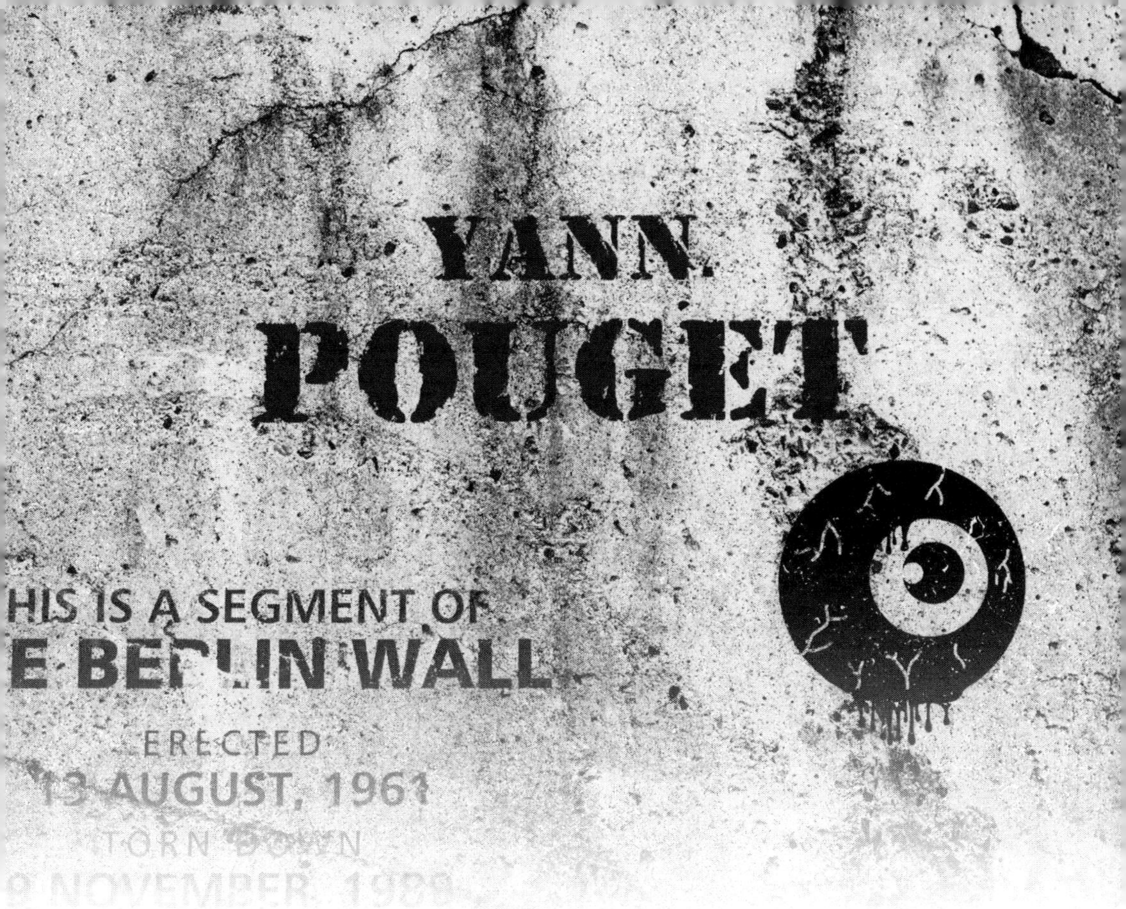

Yann Pouget (1985) arbeitet seit fünfzehn Jahren im Bereich der Migrationsarbeit für NGOs und internationale Organisationen in verschiedenen europäischen und arabischen Ländern. Er ist aber auch auf lokaler Ebene in der Integrations- und Bildungsarbeit in Deutschland tätig. Ergänzend studierte er 2021 bis 2023 »Biografisches und Kreatives Schreiben« an der Alice Salomon Hochschule in Berlin und entwickelt seitdem innovative biografische Schreibmethoden, die auf die Bedürfnisse, Ziele und Herausforderungen der Arbeit mit Menschen mit Migrationserfahrung zugeschnitten sind. Einen besonderen Schwerpunkt setzt er auf die Entwicklung einer positiven und vertrauensvollen Einstellung zur Heimatfrage durch das Schreiben. Dafür musste er zuerst seine eigene Erfahrung des Heimatwechsels schreibend reflektieren.

Die Anker

Wer sind denn diese Menschen,
die um verlorene Orte weinen?
Welche Fäden sind zerrissen
im Stoff ihrer Existenzen?

Was lässt sie weiter leiden,
wenn sie schon wohnen dürfen?
Wie wirken Gewohnheiten
nach langem Herumirren?

Die Anker können nicht halten,
wenn die Wellen anders entscheiden.
Wer lässt sie weiter driften,
um wieder Frieden zu finden?

DIE ORTSGEBUNDENHEIT DER MENSCHLICHEN EXISTENZ

ESSAY

Meine Lebensgeschichte habe ich immer an Orte gebunden. Der Sinn meines Lebens bestand irgendwann darin, Teil eines bestimmten Ortes zu werden, an diesem Ort meinen Beitrag zu leisten, Verantwortung für ihn zu übernehmen und ihn durch meine Existenz zu bereichern. Das habe ich mir und anderen erzählt. Diesen Ort habe ich aber verlassen, was ich als Verlust und Entwurzelung empfand. Die Rückkehr zu diesem Ort habe ich mir lange selbst versprochen. Dieses Versprechen ist meine Orientierung in der Fremde, mein persönlicher Mythos geworden. Als ich später anfing zu schreiben, drehte sich meine Schreibtätigkeit fast ausschließlich um die Suche nach diesem Ort sowie nach anderen Orten meiner Kindheit und meiner Jugend. Dieser Schreibprozess war mit Schmerz und Wut verbunden, denn im Hintergrund begleitete mich der Gedanke des Verlusts. Den Verlust als Gedanke konnte ich durch das Schreiben überwinden, weil ich diese Orte kreativ wiederherstellen konnte. Eine emotionale Schwere aber blieb. Und aus diesem Gefühl stellte sich die Frage nach der Bedeutung dieser Orte in meinem Leben. Mit dieser Frage will ich mich in diesem Essay philosophisch auseinandersetzen.

Meine Ursprungsfrage lautet: *Welchen Sinn haben die Orte in meiner Lebensgeschichte?* Das möchte ich untersuchen, um die Rolle der Orte in der eigenen Konstruktion meiner Biografie und letztendlich meiner Identität besser zu verstehen, vielleicht auch Frieden damit zu schließen. In ihrer Einleitung zum Band *Philosophie des Ortes. Reflexionen zum Spatial Turn in den Sozial- und Kulturwissenschaften* (2014) schreiben Annika Schlitte, Thomas Hünefeldt, Daniel Romic und Joost van Loon:

> »Orte spielen als Sinneinheiten in unserem Welterleben und -erkennen eine fundamentale Rolle, die jedoch selten theoretisch reflektiert worden ist.«

Genau diese Reflexion versuche ich anhand meiner persönlichen Erfahrung der Orte (sowohl gelebte als auch geschriebene) in diesem Essay anzustoßen.

Zunächst einige anfängliche Fragen als Startpunkt: Warum beschäftige ich mich beim Schreiben so intensiv mit dem Thema Ort? Warum beschäftigt mich diese Frage auch im Alltag und in meinen wichtigsten Lebensentscheidungen so sehr? Warum leide ich darunter? Ja, letztendlich geht es darum, dass diese Frage mich leiden lässt. Ist dieses Leiden notwendig? Ist es aus einem Bedürfnis heraus entstanden? Bedürfnisse sind Mangelerscheinungen, die bei uns Menschen den Wunsch auslösen, diesen Mangel zu beheben. Brauche ich also Orte, wenn ich sie so sehr vermisse, dass ich darunter leide? Brauche ich sie zum Leben oder nur, um mir selbst mein Leben sinnvoll zu erzählen? Wenn ich voraussetze, dass ich mit dieser grundlegenden Empfindung nicht allein bin, stellen sich folgende kollektive Fragen: Können wir uns ein Leben ohne Orte vorstellen? Haben wir Wurzeln an bestimmten Orten? Gehören diese Orte uns? Oder gehören wir zu diesen Orten? Die Verankerung der Menschen an Orten ist in alltäglichen Diskussionen so selbstverständlich, dass sie selten hinterfragt wird. Wie wissen wir aber, dass Menschen an Orten verankert sind oder sein müssen? Ergibt das Sinn?

Wenn wir es als eine Art psychosoziales Experiment sehen, kann uns die Migration als Wohnortwechsel von Menschen wertvolle Hinweise dazu geben. Für die Vereinten Nationen (United Nations Statistics Division) ist ein internationaler Migrant ein Mensch, der sein gewöhnliches Aufenthaltsland dauerhaft wechselt (über 3 Monate: kurzfristiger Migrant / über 12 Monate: langfristiger Migrant). Hier entsteht zu statistischen Zwecken eine Kategorisierung von Menschen nach ihrer Erfahrung des Wohnortwechsels (über nationale Grenzen und einen bestimmten Zeitraum hinaus). Diese Kategorisierung stellt die Frage der Ortszugehörigkeit der Menschen: Die Migrantin ist ein Mensch im Ausnahmezustand, da sie den Ort, dem sie zumindest politisch gesehen zugehörig ist, verlässt, um sich an einen anderen Ort zu binden. Braucht aber der Mensch diese Ortsgebundenheit überhaupt? Braucht der Mensch die Zugehörigkeit zu einem Heimatort, wie es in internationalen Beziehungen vorausgesetzt wird? Psychosozial gesehen leidet die Migrantin unter dem Verlust des früheren Heimatortes, denn er ist mit einer Reihe von temporären bis permanenten Mangelerscheinungen verbunden: z. B. Mangel an Akzeptanz und Anerkennung, Mangel an Arbeitsperspektiven und Aufstiegschancen in der Aufnahmegesellschaft, Mangel an kultureller Vertrautheit etc. Man könnte dieses Leid aufgrund der oben genannten Mangelerscheinungen als Ausdruck eines (Heimat-)Ortsbedürfnisses sehen. Der US-Sozialpsychologe Abraham Maslow erstellt in seiner berühmten Bedürfnishierarchie eine Priorisierung verschiedener Bedürfniskategorien, die er schließlich in Defizit- und Wachstumsbedürfnisse unterscheidet. Diese Maslowsche Taxonomie erscheint mir aus philosophischer Sicht problematisch, denn sie beruht letztlich auf einer willkürlichen Pauschalisierung und Kategorisierung von individuellen Bedürfnissen. Ich behalte daher für meine Untersuchung nur das objektive Kriterium der Notwendigkeit für die menschliche Existenz bei, was Maslow als Grundbedürfnis schildert. Wenn wir also unter Grundbedürfnis eine Lebensnotwendigkeit verstehen, etwas, das Menschen unbedingt zum Leben brauchen wie Luft, Wasser und Nahrung, können dann (Heimat-)Orte in sich als Bedürfnis verstanden werden? Der Philosoph Vilém Flusser (2013), der über dreißig Jahre im Exil lebte, gibt uns hier eine klare Antwort:

> »Man kann die Heimat auswechseln oder keine haben, aber man muss immer, gleichgültig wo, wohnen. […] Denn ohne Wohnung kommt man buchstäblich um.«

Nehmen wir nach Flusser an, dass Wohnen das Grundbedürfnis ist, das sich hinter der örtlichen Verankerung der menschlichen Existenz verbirgt. Die Ortsgebundenheit bleibt eine prägende Erzählung mit realen psychosozialen Folgen im Fall der Migration. Es bleibt also die Frage: Ergibt unser Leben einen Sinn ohne Ortsgebundenheit? In seiner Einführung in die Philosophie schreibt Thomas Nagel (2008):

> »Wenn jemandes Leben als Teil von etwas Größerem einen Sinn hat, so kann man immer wieder in Beziehung auf dieses Größere fragen, welchen Sinn es hat.«

Die Ortszugehörigkeit kann also sinnstiftend sein, indem sie uns zum Teil eines größeren Ganzen macht. Diese Ortszugehörigkeit scheint noch mehr Sinn zu ergeben, wenn sie kollektiv und transgenerational ist, da das Fremdpsychische als Bestätigung infrage kommt: Wenn andere um mich herum, vor mir und nach mir sich dem gleichen Ort zugehörig fühlen und es so erzählen, dann gibt es bestimmt diesen Ort und er macht Sinn, gibt unserem Leben Sinn. Das Problem der Sinnlosigkeit des Lebens ließe sich also durch die kollektive Zugehörigkeit zu einem Ort lösen. Dieses Problem verweist hier auf eine Angst vor der Leere, die Angst, im leeren Raum verloren zu sein und dadurch nicht mehr zu existieren. Die Ortszugehörigkeit ist in diesem Sinne ein Anker für den Menschen: Sie sichert seine Existenz im homogenen, endlosen Raum des Universums. Dies könnte eine erste Antwort auf meine Ursprungsfrage bieten: *Menschen suchen einen Anker im Raum durch die kollektive Ortszugehörigkeit, weil sie dadurch ihrem Leben einen Sinn vor der Leere des Universums geben können.* Diese Kernaussage bedarf einer genaueren Prüfung.

Woher kommt diese Vorstellung des Raums als homogene und endlose Leere des Universums? Und dieser beunruhigende Gedanke, dass wir als bewusste organische Wesen in diesem unendlichen und neutralen Behälter »verloren gehen« können? Das Gefühl des Verlorenseins in der anonymen Weite des Universums steht hier im Gegensatz zum Gefühl des menschlichen Daseins im Besonderen des Ortes. Die Metapher des Ankers macht den Ort zu einer Art Hafen oder Refugium im Universum, an dem die menschliche Existenz ausnahmsweise möglich wäre. Die Erzählung ist verführerisch, weil sie beruhigend oder gar ermutigend wirkt. Sind wir Menschen aber wirklich ängstliche, dem weiten Raum ausgelieferte, provinzielle Wesen? Und ist der Ort wirklich nicht mehr als unser Anker im Raum? Verbirgt sich nicht hinter dieser räumlich angelegten Ängstlichkeit eine grundlegende Unterschätzung unseres existenziellen schöpferischen Geschicks?

Um diese Untersuchung fortzuführen, ist es an dieser Stelle notwendig, die Frage der Unterscheidung und das Verhältnis des Raums zum Ort zu klären. Dafür lohnt sich ein aufmerksamer Blick in die Philosophiegeschichte. In ihrer Einführung zum Sammelband *Philosophie des Ortes* (2014) stellen Annika Schlitte et al. zunächst fest, »dass es so etwas wie *den* philosophischen Ortsbegriff nicht gibt.« Die differenzierte Betrachtung von Raum und Ort scheint die westliche philosophische Reflexion seit der Antike (mit den konkurrierenden Auffassungen der platonischen *chōra* und des aristotelischen *topos*) zu begleiten, ohne dabei zu einem Konsens über den Ortsbegriff zu führen. In der Neuzeit wird, so Schlitte et al., »mit dem Siegeszug der Newtonschen Naturwissenschaft [...] ein bestimmtes Verständnis des absoluten Raumes als eines leeren ›Behälters‹ transportiert.« Diese abstrakte naturwissenschaftliche Raumvorstellung kann aus meiner Sicht eine Erklärung für den oben erwähnten beängstigenden Gedanken bieten, dass wir im homogenen endlosen Raum des Universums verlorene (im Sinne von unbedeutende) Wesen sind. Daher auch die Idee des Ortes als Ankerpunkt im Raum.

Heideggers Phänomenologie stellt eine wichtige Abkehr von dieser abstrakten Raumkonzeption dar. Schlitte et al. beschreiben diese Wende wie folgt:

> »Gegen die Dominanz der abstrakten naturwissenschaftlichen Raumvorstellung – sei Raum nun absolut oder relativ verstanden – wendet sich Anfang des 20. Jahrhunderts die phänomenologische Wissenschaftskritik, wobei auch der Ortsbegriff – insbesondere bei Heidegger – eine wichtige Rolle spielt. In seinem Vortrag *Bauen Wohnen Denken* beschreibt Heidegger den Raum als etwas, das erst von Orten ›eingeräumt‹ werden muss. Der Ort eröffnet einen Raum und ›versammelt‹ die Dinge darin. Im Spätwerk gewinnt der Ort bei Heidegger in der

> Wendung von der ›Ortschaft des Seins‹ schließlich eine starke ontologische Bedeutung. Ort ist hier nicht nur eine Erfahrung, etwas spezifisch Erfahrbares, sondern die Grundlage unserer Erfahrung selbst, ohne deswegen etwas Subjektives zu sein.«

Im Zuge der von Heidegger eingeleiteten topologischen Wende entwickelte der deutsche Philosoph, Physiker und Pädagoge Otto Friedrich Bollnow, früheres Mitglied der NSDAP und prominenter Vertreter des Diskurses der »Heimatkunde«, in seinem Buch *Mensch und Raum* (1963) die Idee der Bindung des Menschen an einen Heimatort, die mich hier in erster Linie interessiert. Er schreibt:

> »[D]er Ort als Ort kann weder eng noch weit sein, er bezeichnet vielmehr die bestimmte, angebbare Stelle auf der Erde. Mit der Bindung an diesen bestimmten Ort beginnt dann die Begründung der Heimat.«

Diese Ortsgebundenheit der Menschen nach einem Heimatprinzip ist zunächst einmal problematisch, weil es die Keime eines xenophoben Raumdenkens enthält, auf das sich die Kritik des französisch-litauischen Philosophen Emmanuel Lévinas in seinem Text »Heidegger, Gagarin und wir« von 1961 bezieht:

> »Das Eingepflanztsein in eine Landschaft, die Verbundenheit mit dem Ort, ohne den das Universum bedeutungslos würde und kaum existiert – eben dies ist die Spaltung der Menschheit in Einheimische und Fremde.«

Lévinas spricht in diesem Text von einem »Aberglauben des Orts« in der heideggerschen Philosophie, weist aber darauf hin, dass dieses xenophobe Raumdenken nicht allein auf Heidegger zurückzuführen ist, sondern auch auf die »Heideggerianer« wie etwa Bollnow in Deutschland. Lévinas' Kritik an der Ortsphilosophie von Heidegger und den Heideggerianern ist für meine Untersuchung ausschlaggebend, denn sie zeigt nicht nur die problematischen ethischen und politischen Konsequenzen des Heimatdenkens, sondern auch die Ungültigkeit der Ortsgebundenheit des Menschen als existenzielle Erzählweise. Lévinas nutzt den erfolgreichen Flugversuch von Juri

Gagarin am 12. April 1961 mit der *Wostok 1* als Beweis dafür, dass der Mensch im Newtonschen Raum ohne Bindung an einen (Heimat-)Ort doch existieren kann:

> »Bewundernswert an Gagarins Großtat ist [...] die Tatsache, den Ort verlassen zu haben. Eine Stunde lang hat ein Mensch außerhalb jedes Horizonts existiert – alles um ihn herum war Himmel, oder genauer gesagt, alles war geometrischer Raum. Der Mensch existierte im Absoluten des homogenen Raums.«

Wir gehen also ohne Ort im endlosen, homogenen Raum des Universums nicht zwingend verloren.

Das Beispiel des Gagarin-Flugs, das Lévinas in diesem provokanten Text verwendet, spricht mich nicht nur aufgrund seines intellektuellen Disruptionspotentials, sondern auch aufgrund seines markanten szenischen Charakters an. Ich habe den Eindruck, dass sich hinter dieser historischen Inszenierung wahrscheinlich ein Aspekt der Reflexion über Raum und Ort verbirgt, den Lévinas übersieht, wie ein unbemerktes Detail, das aber dennoch so bedeutend ist, dass es das ganze Bild verändern könnte. Ich möchte diesen letzten Eindruck und die darin enthaltene aufkeimende Intuition jetzt nutzen, um diese philosophische Untersuchung der Ortsgebundenheit der menschlichen Existenz mit der Reflexion einer ebenfalls sowohl intellektuellen als auch szenischen Erfahrung abzuschließen, die ich in der Form eines theaterpädagogischen biografischen Spiels im Rahmen des Moduls Lebensphilosophie am 11. Februar 2023 an der Alice Salomon Hochschule in Berlin gemacht habe. Eine Gruppe Studierender sollte zu einem Gegenstand, den ein Gruppenmitglied aus seiner Kindheit erinnerte, gemeinschaftlich eine kurze Szene mit (auto-)biografischem Charakter schreiben, inszenieren und dem Plenum vorspielen. Bei der Vorführung und der anschließenden Gruppenbesprechung fiel mir ein wichtiges Phänomen auf: Alle beteiligten Gruppen hatten für ihre Szene einen Ort gewählt, rekonstruiert und als Grundlage für ihre Spielerfahrung genutzt. Die Vorstellung und Rekonstruktion des Schauplatzes schien bei allen Gruppen dem eigentlichen Schauspiel vorauszugehen und dieses stark zu beeinflussen. Als ob der Ort der Handlung selbst ihre Richtung, ihre Bewegung und ihre Bedeutung verleihen würde. Vor der leiblichen Verkörperung der Rolle durch die Individuen schien es die mentale Aneignung des Ortes durch die Gruppe zu geben. Dies entsprach auch dem kollektiven Schreibprozess in meiner Gruppe: Zuerst entschieden wir uns für einen Schauplatz, an dem sich unsere Szene entfalten sollte, und erst dann für unsere Rollen in dieser Szene.

Die theoretische Grundlage für dieses biografische Spiel stellte in erster Linie der Text »Zur Anthropologie des Schauspielers« (1948) von Helmuth Plessner dar. Plessner versteht »[v]on der schauspielerischen Aktion her [...] menschliches Leben schließlich als Verkörperung einer Rolle nach einem mehr oder weniger feststehenden *Bildentwurf*, der in repräsentativen Lagen bewusst durchgehalten werden muss.« Übertragen auf den Alltag in der Gesellschaft stellt er fest, dass die Konstruktion der sozialen Identität durch die Übernahme einer Rolle nach einem in der Tradition bestehenden Bildentwurf und das Bewusstsein der Verpflichtung zu dieser Rolle als »exzentrische Positionalität« geschieht.

Die Mitmenschen als Mitspielerinnen müssen demnach »die Welt als Szene sehen.« Nun, die Welt als Szene zu sehen, weist auf *die Inszenierung des eigenen Lebens als Funktionsweise der menschlichen Existenz*. Und hier kann das menschliche Dasein angesichts der einleitenden Vorstellung und Rekonstruktion des Schauplatzes durch die Mitspielerinnen im oben genannten biografischen Spiel nicht nur bildbedingt sein wie bei Plessner, sondern auch durch den Schauplatz als Handlungsort und Grundlage für die Entfaltung der Spielerfahrung bestimmt sein. Dies entspricht der Heideggerschen Idee der »Ortschaft des Seins«, dass der Ort nicht nur Erfahrung, sondern Grundlage der Erfahrung ist.

Diese Argumentationslinie beschreibt also eine Rückkehr zum topologischen Denken, aber dieses Mal ohne die Notwendigkeit einer Bindung an einen Heimatort wie etwa bei Bollnow, da es die Inszenierung ist, die den existenziellen Schöpfungsakt ausmacht. Und was ist der Pionierflug von Gagarin, wenn nicht eine historische Inszenierung auf dem Schauplatz des Wettbewerbs zwischen den USA und der Sowjetunion um die globale Hegemonie durch die Symbolik des Wettlaufs in den Weltraum? Gagarin existierte zwar weiterhin im endlosen, homogenen Newtonschen Raum, wie Lévinas zurecht konstatiert, er hörte aber dabei nie auf, auf der Bühne zu sein. Der französische Begriff der »mise en scène« (buchstäblich das »In-Szene-Setzen«) beschreibt dieses Phänomen ein Stück weit konkreter. Die Szene geht auf das griechische *skēnḗ* zurück, auf Deutsch mit *Zelt* oder *Hütte* zu übersetzen. Sich in Szene zu setzen bedeutet also, das Zelt der eigenen Existenz zu bewohnen. Die »mise en scène« führt uns hier zum Gedanken des Wohnens ohne festen Ortsbezug bei Flusser zurück. Historischen Berichten zufolge soll sich Gagarin bei den Kommandanten des sowjetischen Raumfahrtprogramms dadurch hervorgetan haben, dass er seine Schuhe auszog als er zum ersten Mal die *Wostok 1* bestieg – eine feste Norm beim Betreten einer Wohnung in Russland. Gagarin bewohnte also seinen Schauplatz von Anfang an, zumindest in den Augen seiner Mitmenschen.

Welche Bedeutung hat dieses soziale Phänomen des Sich-in-Szene-Setzens in Bezug auf die ursprüngliche Frage nach dem Sinn der Orte in meiner Lebensgeschichte? In Erweiterung des Plessner'schen Gedankens der *exzentrischen Positionalität* scheint mir der Mensch nicht nur selbstbewusster Schauspieler, sondern auch Regisseur seines eigenen Lebens zu sein. In diesem Spiel geht die Projektion an einen Handlungsort der bildbedingten Übernahme der sozialen Rolle voraus, denn ohne Schauplatz kann es keine Szene, also keine Rolle geben. Die einleitende räumliche Gestaltung der Szene durch den Handlungsort ähnelt in dieser Hinsicht den »Räumen« von Heidegger: Es eröffnet einen Raum für die menschliche Existenz als Rollenübernahme. Genau diesen existenziellen Schöpfungsakt schafft Gagarin, wenn er vor seinen Kommandanten im Kosmodrom beim Einstieg in sein künftiges Raumschiff die Schuhe auszieht und dadurch zeigt, dass er für diese Rolle am besten geeignet ist, da er den Schauplatz nach den in der Tradition geltenden gesellschaftlichen Normen mit Würde bewohnt. Diese Handlung ist nichts anderes als die des Wohnens als Voraussetzung der menschlichen Existenz bei Flusser. Dies kann überall erfolgen, selbst im Weltall, ist also nicht ortsgebunden. Wenn wir den (Heimat-)Ort wechseln, wechseln wir nur das Bühnenbild. Aber wenn dies geschieht, kann das verwirrende und für Manche recht schmerzhafte Gefühl entstehen, die Bühne als Grundlage der Existenz verloren zu haben. Die Bühne an sich kann jedoch nicht verloren gehen, da sie für die einleitende existentielle Funktion der Inszenierung, also schließlich für das menschliche Dasein, notwendig ist.

Diese letzte Erkenntnis erscheint mir hilfreich für die weitere Konstruktion der sozialen Identität nach der Migration. Es geht für die Migrantin darum, das Gefühl auf der Bühne zu sein, wiederzufinden, um zu erkennen, dass die eigene Existenz weiter besteht und dass die Migration nur ein verwirrender Kulissenwechsel war. An dieser Stelle begreife ich die existenzielle Bedeutung der (Re)Konstruktion von Orten in meiner Schreibtätigkeit: Ich erlebe dabei als Schreibender mit Migrationserfahrung eine heilsame Rückkehr auf die Bühne.

LITERATUR

- Flusser, Vilém (2013): *Von der Freiheit des Migranten. Einsprüche gegen den Nationalismus.* Hamburg: CEP Europäische Verlagsanstalt.
- Günzel, Stephan (2020): *Raum. Eine kulturwissenschaftliche Einführung.* Bielefeld: transcript Verlag.
- Günzel, Stephan (Hrsg.) (2013): *Texte zur Theorie des Raums.* Stuttgart: Reclam.
- Nagel, Thomas (2008): *Was bedeutet das alles? Eine ganz kurze Einführung in die Philosophie.* Stuttgart: Reclam.
- Plessner, Helmuth (1948): »Zur Anthropologie des Schauspielers.« In: Plessner, Hemuth (2003): *Ausdruck und menschliche Natur.* Gesammelte Schriften Band VII. Suhrkamp: Frankfurt am Main.
- Schlitte, Annika et al. (2014): *Philosophie des Ortes. Reflexionen zum Spatial Turn in den Sozial- und Kulturwissenschaften.* Bielefeld: transcript Verlag.

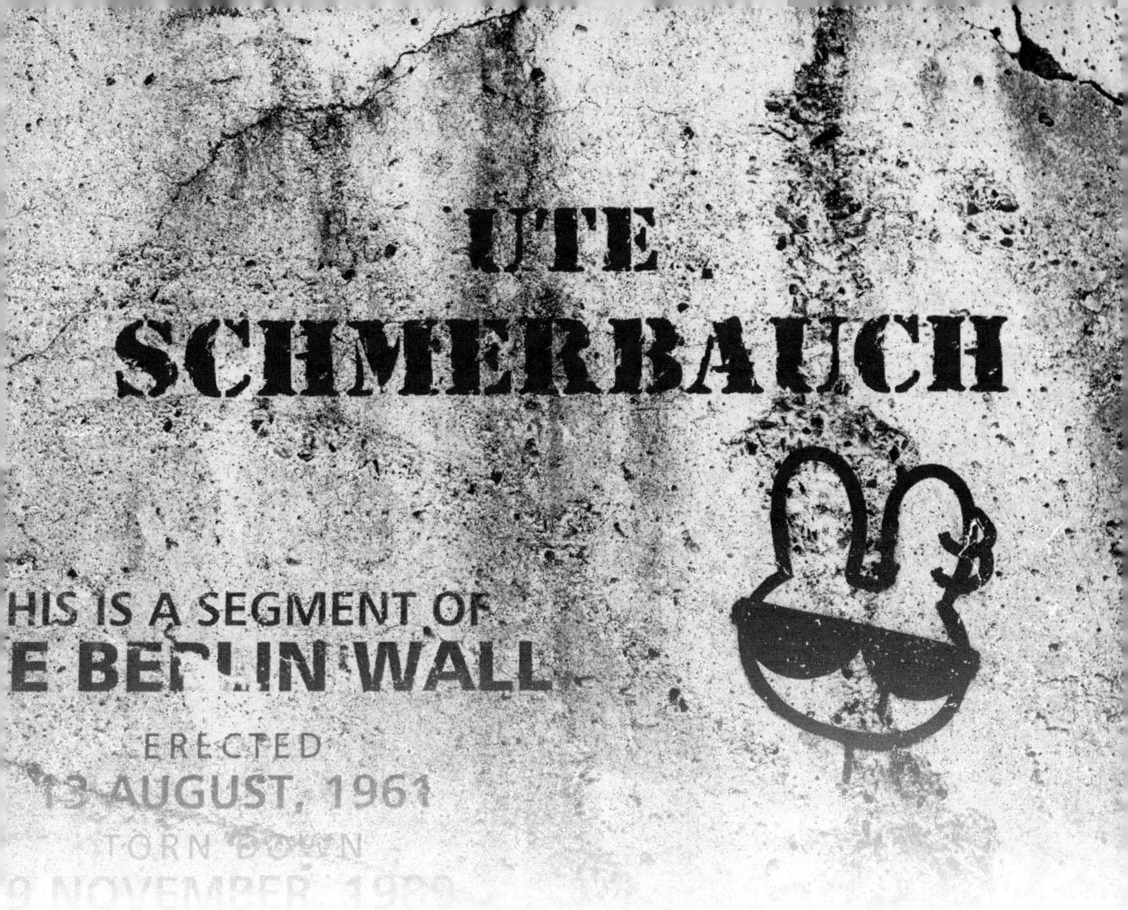

Ute Schmerbauch (1978) lebt und arbeitet mit ihrer Familie in einer Kleinstadt in Sachsen. Das Schreiben begleitet sie seit ihrer Kindheit in vielen Lebenslagen. Mit dem Studium des Biografischen und Kreativen Schreibens an der Alice Salomon Hochschule in Berlin verwirklichte sie sich den Traum, das Schreiben (wieder) intensiver in ihr Leben und Arbeiten zu holen.

Seitdem leitet sie begeistert eine Schreibgruppe in einer Werkstatt für Menschen mit Behinderung, die im kulturellen Projekt »Kult! INKoffer« die Möglichkeit zur kreativen Entfaltung haben und begleitet Menschen mit diversen Lebensfragen in schreibbasierten Coachings. Privat hat sie bereits einige Reiseberichte veröffentlicht, schreibt zu den Themen ihres Alltags, schnippelt Zeitungslyrik und probiert sich in fiktiven Geschichten.

DIE LETZTEN VON GESTERN

KURZGESCHICHTE

Unterwegs auf der A9. Bei Dessau das Auto mit Aufkleber in altdeutscher Schrift. Soldaten mit Stahlhelm. In meinem Kopf der Soundtrack meiner Jugend. »Landser, Landser sind bereit. Neue deutsche Fröhlichkeit.« Schnell, rau, melodisch, mitreißend. Es kribbelt in mir. Bilder meiner Vergangenheit mit berauschender Geschwindigkeit in meinem Hirn. Bilder, die ich vor mir selbst verstecke.

In meiner Nase ist wieder der Geruch der 90er. An den Häuserfassaden klebt der Kohlendreck der letzten Jahrzehnte. Aus den Zeltsupermärkten riecht es nach Westwaschpulver. Ich selbst rieche nach Rauch, Bier, Keller und Konzertschweiß.

Fahrtwind, das Rattern der Reifen, und die Motorengeräusche reichen nicht, um die Bilder der Erinnerung wieder einzusperren. Die Innenseiten meiner Unterarme brennen. Ich reibe mit den Händen, dann mit den Fäusten. Ich starre auf meine Handgelenke. Unter der Farbe des neuen Bildes pulsiert das blauschwarze Narbengewebe. Hakenkreuz und SS-Runen scheinen aus meiner Haut herauszuwachsen. Sie pulsieren wie die Bilder in meinem Kopf.

Es fing an mit Steven in unserer Schule, der 12. POS. Er war Zehnte. Ich zwei Jahre jünger. Meine Freundinnen und ich standen in der Nähe der Raucherecke. So nah, dass wir sie noch hören konnten, aber weit genug weg, um nicht offiziell dazuzugehören. Die Jungs sprachen laut, boxten sich und rülpsten. Keine Aufsicht kam in ihre Nähe. Ihr Rekorder spielte Onkelz. Steven schaute zu mir herüber. Immer wieder, während er tiefe Züge nahm und seine Kippe lässig zwischen Daumen und Zeigefinger hielt. Ich tat so, als ob ich es nicht merke.

»Der glotzt dich an. Der steht auf dich. Guck mal. Das sieht jeder Blinde«, kicherten meine Freundinnen.

»Quatsch«, sagte ich, »das bildet ihr euch ein« und aß weiter meine Schnitte. Am Ende der Pause schnippste Steven seine Kippe in meine Richtung und lachte frech. Unsere Blicke trafen sich und ich lachte zurück.

Am nächsten Samstag nahm er in der Disko im Punkthochhaus einfach meine Hand. »Willst du mit mir gehen?«, und dann waren seine feuchten Lippen schon auf meinem Mund. Er schmeckte nach Bier und Rauch.

Nach der Disko gingen wir zum Keller. Jeder wusste, dass sie dort waren; beim alten Konsum. Sie hatten alte Sofas hergeschleppt, wackelige Tische vom Sperrmüll geholt. Zeug, das übrig war vom alten Leben, das es nicht mehr gab. Das niemand mehr haben wollte, jetzt, wo man bei Neckermann bestellen konnte. Oben waren die Scheiben eingeschlagen. An den Wänden Graffiti. Wer nicht passte, bekam aufs Maul. Das wusste im Viertel jeder.

Wir gingen im Dunkeln die Treppe runter. Es roch nach feuchter Wand und Pisse. Durch die Tür hörte ich Flaschen klirren und laute schnelle Musik. Eine tiefe, raue Männerstimme brüllte Texte, die ich nicht verstand. Steven zog mich hinter sich in den Raum. Die Jungs saßen herum. Manche waren betrunken eingepennt.

»Was willst du mit der Alten hier? Keine Weiber!«, sagte einer, als er mich sah.

»Halt die Fresse und rück rüber.« Steven deutete mit dem Kinn auf einen Sessel. Schob mich auf das Sofa und holte Bier, biss den Deckel ab und lachte, als er mir die Flasche reichte. Dann legte er seinen Arm um mich.

Er nahm mich dann regelmäßig mit in den Keller. Nach der Schule gingen wir rüber und blieben bis zum Abend. Die Jungs hatten sich dran gewöhnt. Steven passte auf mich auf. Ich räumte hin und wieder auf. Brachte Flaschen weg und holte vom Geld was zu essen. »SS-Burger, Superskin-Burger« nannten sie den Toast mit Salami und saurer Gurke. Das Gurkenwasser tranken die Jungs morgens nach einer durchzechten Nacht gegen den Kater.

Vom Weihnachtsgeld von Oma kaufte ich mir meine erste Bomberjacke. Eine teure. Richtig gut gefüttert. Innen orange, außen schwarz. Als ich sie anzog, strafften sich meine Schultern und mein Kinn hob sich. Es fühlte sich so gut an. Sie wurde meine zweite Haut. Steven schenkte mir Rangers. Schwarz mit abgenähter Stahlkappe und geschraubter Sohle. 16 Loch, bis zur Mitte der Wade über hautengen Stretchjeans. Meine Füße hüftbreit und stahlkappenschwer am Boden. Stark und unbesiegbar.

Rico war unser Frisör. Seine Haarschneidemaschine ratterte regelmäßig im Keller. Drei Millimeter. Das war Maximum. Die meisten Jungs rasierten nass.

»Hast du schon mal einen Kranz geschnitten?«, fragte ich Rico.

»Ne, hab ich nicht. Hier sind ja nicht so viele Mädels«, sagte er lachend.

»Ich will einen«, sagte ich laut und sah, wie Steven mich ansah. Alle Jungs im Raum sahen mich an. Ich hatte den Haarschnitt bei Skinheadmädchen in Zeitungen gesehen. Die Renees hatten Pony und zwei Strähnen vor den Ohren, der Hinterkopf komplett rasiert.

»Was glotzt ihr so? Fang an!«, sagte ich zu Rico und zog meinen Haargummi vom Zopf.

»Das brave Braun muss weg! Lasst uns zu Schlecker gehen!«, sagte ich.

Steven und Rico zogen mit mir los. Die Verkäuferin war auffällig eifrig beschäftigt, die Regale einzuräumen. Verstohlener Blick. Wie immer. Ich ging ganz dicht an ihr vorbei, sodass mein Arm sie streifte. Die Jungs hinter mir lachten laut. Am Regal mit der Blondierung ließ ich provozierend das Päckchen in meiner Bomberjacke verschwinden.

»Holt noch Domestos für die Jeans!«, sagte ich.

Am nächsten Morgen stieß ich die Tür zu meinem Klassenzimmer mit Schwung auf. Ich sah, wie Frau Senftenberg die Fresse zusammenfiel, als sie meinen blonden Kranz sah. Ich hob den Arm »Sieg Heil!«

Im Keller tranken und rauchten wir und erzählten uns immer wieder die gleichen Geschichten, während wir die kämpferischen Lieder hörten.

»Lass uns mal ernst machen. In der Altstadt bei der Zora. Wir hauen den Zecken aufs Maul!«, sagte ich.

Die Jungs schauten sich an und schwiegen für einige Sekunden.

»Lass mal, ist kalt draußen. Lass uns lieber weiter Bier trinken!«, sagte Steven.

Ich zog die Augenbrauen hoch: »Kerl oder Weichei?« und schaute ihn provozierend an. Er stand auf, nahm einen der Baseballschläger und wir zogen los.

Als Rico achtzehn wurde, fingen wir an, zu Konzerten zu fahren. Sein Golf war immer voller Bierbüchsen. Das Butterfly wirbelte. Wir stießen Löcher in die Dosen, setzten an, rissen den Verschluss auf und dann floss die Plörre in den Mund. Man musste einfach nur schlucken. Einspritzer ging direkt in den Kopf. Rico hielt immer wieder an und stieg aus. Ich dachte: Mann, so viel kann man doch gar nicht pissen, aber dann sah ich die Leute, mit denen er kurz quatschte. Später habe ich das mit den Informanten kapiert.

Das erste Konzert hat mich voll infiziert. Als hinter uns die Tür verrammelt wurde, tauchte ich ein in eine neue Welt. Die Band spielte schon und die Musik überrollte mich. Das Schlagzeug hämmerte schneller als mein Herz, der Bass vibrierte in meinem Kopf, die

Gitarren im Bauch, und die raue Stimme ließ mir Gänsehaut vom Rücken bis zum kleinen Zeh hinunterlaufen. Gleichzeitig war die Musik eine Wand, gegen die ich anrennen konnte. Ich spürte sie in der Luft. Ich sah den Schweißfilm auf den Armen des Gitarristen. Männerschweiß hing im Raum, mischte sich mit Bier und Rauch und legte sich auf mich. Musik, Konzertdunst und diese unbändige Energie umspülten mich, rissen mich mit. Ich sprang hinein in den Pulk aus pogenden Männerkörpern. Schubste mit, flog gegen fremde nackte, breite Männerrücken, stieß mich ab, hatte fremden Schweiß an den Händen und bekam Ellenbogen in die Rippen. Es war so eng, dass ich nicht umfallen konnte.

Steven zog mich am Arm und brüllte mir ins Ohr: »Komm raus da. Ich finde das scheiße.«

Ich riss mich los und schrie zurück: »Hol Bier, Mann. Ich hab Durst!«

Er wurde immer anhänglicher, wollte Zeit mit mir alleine verbringen, mich mit nach Hause nehmen, wenn seine Eltern nicht da waren. Er kotzte mich an.

Irgendwann nach dem ersten Konzert tauchte Björn im Keller auf. Er war anders als die Jungs. Längeres Haar, Seitenscheitel, die Seiten und der Hinterkopf kurz. Er trug Hemden und nannte sich Kamerad. Er hatte Bücher und Zeitschriften dabei und erzählte von Revolution, Anti-Antifa und Heimatschutz. Alle hingen an seinen Lippen. Er lud uns ein: »Alles ist organisiert. Es gibt einen großen Bus und ihr kommt mit zur Anti-Drogen-Demo.«

Ich lachte und sagte: »Hey, guck dich hier doch mal um?« und zeigte auf die leeren Dosen und Flaschen, die wir einfach in eine Ecke des Kellers warfen, auf die Zigarettenkippen am Boden, die Brandlöcher im Sofa.

Er guckte mich streng an und sagte: »Es ist wichtig, dass wir als Bewegung Zeichen setzen und uns mit solchen gezielten Aktionen als die Guten in die Köpfe der Gesellschaft einpflanzen! Selbstverständlich erwarten wir Kameraden an diesem Tag völlig tadelloses und korrektes Auftreten von euch. Kein Alkohol, keine Zigaretten. Ihr bekommt Transparente und lauft in Reihe.«

Wir sind dann echt in einem großen Bus zu dieser Demo gefahren. Richtig viele Leute. Die Jungs haben sich benommen und erst auf dem Rückweg haben wir gesoffen.

Unser Leben wurde aufregender durch die Konzerte, die Demos und Wehrkampflager im Wald. Wir waren jedes Wochenende unterwegs im Auto oder im großen Bus. Kamen plötzlich raus aus der Stadt. Kamen rum in Thüringen, in Sachsen in Sachsen-Anhalt. Fuhren nach Bayern oder Hessen. Überall Leute wie wir.

Unter der Woche hockten wir weiter im Keller. Irgendwann brachte Rico eine Tätowiermaschine mit. Er war stolz und ließ sie surren. »Ich bin noch nicht richtig gut, aber Linien krieg ich schon ganz gut hin«, sagte er.

»Cool, hier stich mir ein Hakenkreuz!«, sagte ich und hielt ihm meinen linken Unterarm hin.

»Echt jetzt?«, fragte er.

»Ja! Auf die andere Seite machen wir SS. Das ist doch saugeil, oder?«

Rico nickte und schon spürte ich den brennenden, kalten Schmerz kurz über dem Handgelenk.

Ein paar Tage später zeigte mir Steven stolz seine Wade. »Guck mal: Hitler. Geil, oder?«

»Bist du bescheuert? Der sieht aus wie eine NVA-Schwuchtel. So renn ich nicht mit dir rum!«, sagte ich. »Das ist voll peinlich. Ich hab die Schnauze voll von dir!«

Als es mit Steven aus war, lud mich Björn zum Kameradschaftsabend in seine Wohnung ein. Er stellte mich den Kameraden vor. Sie gaben mir die Hand. Wir saßen im Wohnzimmer. Die Männer redeten über Politik und schmiedeten Pläne. Ich hörte zu. Hier gab es viele Bücher und für eine Jungsbude war es erstaunlich aufgeräumt. Sie tranken Bier aus Gläsern. Als Björn in den Nachbarraum ging, sah ich, dass sogar sein Bett gemacht war. Im Bad drehte ich vorsichtig sein Aftershave auf und roch daran. Später fuhr er mich nach Hause.

»Hast du Lust, mit zum Liedermacherabend zu kommen?«, fragte er beim Abschied.

»Kommen die Jungs mit?«

»Es ist eher eine Kameradenveranstaltung. Ich wollte nur dich fragen.«

Ich schaute ihn an und nickte: »Okay, ich bin dabei!«

An dem Abend war ich das einzige Renee. Es gab einige Frauen in Rock und Bluse mit geflochtenen Haaren. Ein Mann spielte Gitarre und sang von Soldaten, Vätern, deutscher Freiheit und Sehnsucht und erzählte zwischen den Liedern von Dichtern und Denkern, von Kultur und Heimat. Das Publikum saß auf Stühlen und klatschte. Ich dachte an die richtigen Konzerte, die, wo ich schwimmen konnte in der Woge aus Musik und Mensch.

Aber ich war gern mit Björn zusammen. Bei seinen Kameraden war er konzentriert und ernst. Mit mir lachte er. Er ging so vorsichtig mit mir um. Für mich war es komisch, aber auch irgendwie schön. Ich kannte ja nur Mutti und mich. Wenn ich an ihn dachte, lief es warm durch mich hindurch. Er lud mich dann zum Kochen ein. Danach saßen wir zusammen auf dem Sofa und er zeigte mir Videos von Aufmärschen.

»Ich hab dich lieb«, hat er irgendwann gesagt und vorsichtig meine Hand genommen.

Ich lehnte meinen Kopf an seine Schulter und fühlte es auch.

Eines Abends küsste er mich nur flüchtig an der Tür und von hinten rief ein Kamerad: »Was will die denn hier?«

Sie saßen im Wohnzimmer, füllten Benzin in Flaschen und stopften Stoff in den Flaschenhals.

»Ich komme auf jeden Fall mit«, sagte ich mit fester Stimme und stand breitbeinig vor ihnen. Als ich in die Küche ging, um mir auch leere Flaschen zu holen, hörte ich sie diskutieren.

»Du bleibst im Auto!«, sagten sie.

Ich hörte das Glas bersten und sah die Flammen an der Hauswand runterkriechen. Der Feuerschein leuchtete in der Nacht. Lichtenhagen,

Hoyerswerda, Mölln, Solingen, Magdeburg, jetzt wir. Unsere Zeit ist gekommen, dachte ich und hatte Gänsehaut. Im Haus ging Licht an. Ich hörte Schreie. Scheiße, da schrie eine Frau! Ich habe noch nie jemanden so schreien gehört und dann schrie ein Kind. Ich hörte die schnellen, schweren Schritte der Kameraden. Autotüren knallten und wir rasten davon. In meinem Kopf nahm ich die Schreie mit. Zu Hause ging ich ins Bad und kotzte. Ich wusch mir das Gesicht und als ich meinem Blick im Spiegel begegnete, kotzte ich gleich nochmal. Im Kinderzimmer unter der Bettdecke hörte ich sie immer noch, die Schreie.

Einige Wochen später bat mich Björn, zum Parteitag mitzukommen. Ihm zuliebe war ich dabei. Viele Männer und einige Frauen saßen an den langen Tischen im holzvertäfelten Saal. Hinter dem Rednerpult hing die Deutschlandfahne. Immer wieder sangen sie Lieder auf die Heimat. Viele Reden mit viel Pathos. Einer der alten Männer kam zu uns.

»Kameraden, wo seid ihr aktiv? Wir brauchen Nachwuchs wie euch.« Er schaute mich an, legte seine Hand auf meine Schulter, als er nach meinem Namen fragte. »Nadine«, sagte er dann, »besonders junge Frauen wie dich brauchen wir in unseren Reihen!« Dann reichte er seine Zigaretten rum und war wieder weg. Später saßen alle gut gelaunt bei Björn und tranken.

»Nadine, wenn du sechzehn wirst und zu uns in die JN eintrittst, feiern wir ein Fest! Wir freuen uns über politisch korrekten Nachwuchs. Du kannst was werden mit uns!«, freute sich einer der Kameraden.

»Wie kommst du darauf? Ich trete doch nicht in die JN ein!«, kicherte ich alkoholbeschwingt. »Was soll ich da? Ich will tanzen und nicht Heimatschutz.«

Es war ganz still danach und ich spürte die Hitze in mir aufsteigen. Blicke flogen zwischen den Männern hin und her.

»Björn, du solltest über die Beziehung zu ihr nachdenken«, sagte irgendjemand in die Stille hinein.

Ich schaute Björn an. Er starrte auf den Boden. Ich suchte seinen Blick und wartete auf seine Reaktion. Er schwieg.

Am nächsten Tag wollte ich zu ihm. Vor der Tür standen die Kameraden.

»Hallo«, sagte ich.

Sie schwiegen und verstellten mir den Weg. Ich lachte und wollte sie wegschubsen. »Spinnt ihr? Was soll das?«

Von ihnen lachte keiner.

»Was ist los? Hackt's? Lasst mich durch!« Ich ging einen Schritt auf sie zu. Ein Arm stieß mich grob zurück, sodass ich stolperte.

»Verpiss dich! Hau ab, du Schlampe, und lass dich hier nie wieder blicken. Wir schlitzen dir den Bauch auf und lassen dich in deinem eigenen Blut verrecken.«

Akkurate Scheitel, kalte Augen, Schulter an Schulter, standen sie vor dem Eingang. Björns Schatten regungslos hinter der Gardine. Ich ging und löschte alles aus. Als meine Haare wuchsen, fing ich in einer anderen Stadt neu an.

EIN WALDBAD IN NORDSACHSEN

RAUMSTUDIE

In Berlin gibt es Gewalt. Hier gibt es eine Kasse des Vertrauens. Erwachsene zwei Euro, Kinder einen. Hier gibt es Leere – trotz besten Wetters, trotz guter Wasserqualität, Rutsche und Idylle. Nur eine Handvoll Menschen ist hier. Der Kiosk lohnt sich nur für ein Rentnerehepaar im Nebenerwerb. Ihr kleiner Imbisswagen steht jetzt hier. Die Küche der Waldschänke ist seit diesem Jahr gesperrt. Sie wurden gefragt und haben nicht Nein gesagt. Sie sind flexibel in ihrem Wagen. Statt Pommes gibt es Pelmeni. Das Hantieren mit Öl ist nicht erlaubt.

Auch das Wasser hat man für sich. Ich schwimme durch den klargrün schimmernden Teich und sehe vor mir die Wasserläufer. Meine sanften Wellen lassen sie Reißaus nehmen. Man erinnert sich hier noch an den Bau des Bades. Damals in den 50ern als kollektive Aktion der Anwohner. Damals, als alle mit angepackt haben, um den See auszuheben. Sattes Grün rahmt drei Seiten des Teichs. Bäume, Büsche, Schilf. Vorn ist schmaler Sandstrand. Nur rund um den schwimmenden Ponton ist es tief. Es reicht für kunstvolle Arschbomben und flache Köpper. Mit Kerze bist du schnell am Boden.

Es gibt viele Familien. Jugendliche müssten mit Rad oder Moped anreisen. Das Bad liegt abgeschieden. Nur manchmal hört man ein Fahrzeug auf der nahen Landstraße. In der Leere hörst du den Wind, das

Blätterrauschen, die Vögel, fröhliche Kinderstimmen und ihr Plantschen. Keine Gewalt, nur Leere und Idylle. Ich lasse Geldbörse und Handy in meinem Beutel, knote ihn nicht mal zu. Ich traue der Idylle und den oft flüchtig bekannten Gesichtern.

Am Imbissstand gibt es lokale Vergangenheit – Geschichten aus dem Tanzsaal, LPG-Feste, Ferienlager, Jugendtanz und am Ende gibt es Alltagsrassismus und Fremdenfeindlichkeit. Verflogen meine Idylle im ländlichen Raum. Für einen Moment hatte ich all das vergessen. Hatte die Schwurbelaufkleber am Auto auf dem Parkplatz und das Kennzeichen mit der 88 ausgeblendet.

Die wenigen Menschen in Badehose oder Bikini sahen alle so friedlich aus.

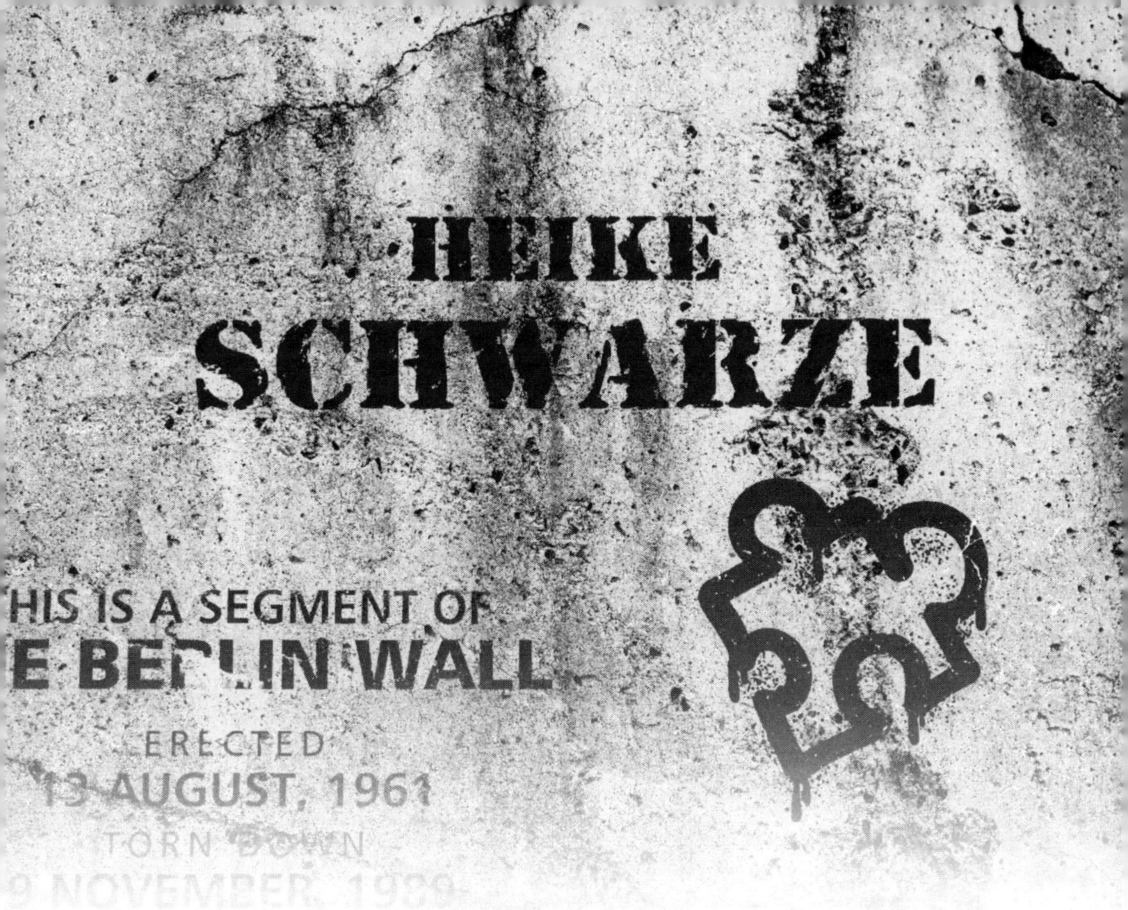
HEIKE
SCHWARZE
HIS IS A SEGMENT OF
ERECTED
13 AUGUST, 1961
TORN DOWN
9 NOVEMBER, 1989

Heike Schwarze (1982) hat was mit Kultur und Medien studiert, um was mit Kultur *oder* Medien zu machen. Das mit den Medien brachte zu viele Typen mit sich wie die von-von Bluncks und Lindermanns in ihrer Kurzgeschichte »3.000 Meter«.

Inzwischen macht sie was mit Kultur *und* Medien. Unter anderem wird sie dafür bezahlt, neue Romane zu kaufen. Nicht nur deshalb zählen Bibliotheken zu ihren Lieblingsorten auf der Welt, neben Schwimmbädern, dem Meer und allem, was grün ist.

Vor zwei Jahren kam ihr die Idee, wieder mehr zu schreiben. Seitdem studiert sie was mit Schreiben und bietet Schreibwerkstätten an.

stranden

zu den wellen sachte
die finger vorgeschickt
ob lippen und zehen
sie auch küssen wollen
zaudern zittern zähneklappern:
noch zu märz

kleine freundin

ich weiß von dir:
wie du heißt
wo du wohnst
dass du gern malst
welche farbe dein
hijab hat

ich weiß nicht:
wer du bist
wie du lebst
woran du denkst
wenn du tieren
frisuren malst
und ob ich
dich das
fragen darf

was von dir geblieben ist

das bild ohne töne
die übelkeit bei warmer milch
dass ich die jüngste bin
das gelbe steinkraut das
seit drei frühlingen
statt dir wächst

3.000 METER

KURZGESCHICHTE

0 m

Beim Blick aufs Wasser kommen Vera die Tränen, also setzt sie schnell die Brille auf. Nicht die bequeme Zoggs, mit der sie sonst schwimmt. Nein. Heute muss es die Schwedenbrille sein, die so eng sitzt, dass die Abdrücke noch am Abend ihre Augen umkreisen werden. Heute wird richtig geschwommen, so wie früher. Wer weiß, wann es in der Zukunft wieder geht.

75 m

Der Anfang ist immer am schwersten. Vom Alltag müde Knochen, die keinen Meter vorwärts kommen. Die ersten 200 Meter möchte sie nur raus aus dem Wasser. Aber gleich wird es besser. Gleich wird es immer besser. Also weiter, immer weiter.

250 m

Langsam tauen ihre Arme auf. Sie zieht rechts, links, rechts, links und atmen, rechts, links, rechts, links und atmen. Es gibt nichts zu erreichen und nichts zu tun, denkt sie, wie sie es vor einigen Jahren im Achtsamkeits-Kurs gelernt hat, als es bei der Arbeit zu viel wurde. Nichts zu erreichen, nichts zu tun, nur rechts, links, rechts, links und atmen. Wer schwimmen kann, lange schwimmen kann, der braucht eigentlich keinen Achtsamkeits-Kurs. Der ist im Hier und Jetzt, bei sich. Denkt Vera zumindest. Aber heute? Ist sie das sicher nicht.

340 m

Leider ist ein Ohrwurm mit ins Becken gekommen. Sie sollte wirklich mal den Radiosender wechseln. Rechts, links, rechts, links und atmen, und *I gotta take a little time, a little time to think things over.* Oje. Dazu hatte Bernhard sie damals zum Tanzen aufgefordert. War natürlich nicht ernst gemeint, *I want to know what love is, ha ha, I want you to show me* und ein theatralischer Griff ans Herz. In seiner Hochzeitsrede hat er dann später noch ein bisschen was dazugedichtet. *In my life there's been heartache and pain, I don't know if I can face it again,* jetzt reicht es aber, energisch stößt sie sich von der Wende ab. Andere Platte bitte, ganz schnell andere Platte. Zur Not hilft Zählen, das lenkt ab. Ein Schäfchen springt über den Zaun, dann zwei, dann drei, dann vier und eins, zwei, drei, vier, eins, zwei, drei, vier, na bitte, die Arme haben den Rhythmus wieder, eins, zwei, drei, vier und atmen. Einfach alles wegatmen.

475 m

Von-von Blunck weiß noch nicht, dass sie morgen nicht zur Arbeit kommt. Nicht mal Bernhard hat sie bislang Bescheid gegeben. Dabei sind es auch seine Kinder, deren Mutter stirbt, drei, vier und atmen.

500 m

Mal langsam, Drama-Queen, schimpft sie mit sich selbst und schwimmt zur Strafe etwas schneller. Der Arzt ist zuversichtlich. Morgen die OP, dann sechs Wochen Pause, dann die Bestrahlung, Antihormontherapie, alles wieder gut. Sagt der Arzt. Wäre es nicht zum Heulen, hätte sie fast gelacht: Wie der sein um Zuversicht bemühtes Gesicht neu sortieren musste. Er erklärt ihr im Detail den Behandlungsablauf und ihr rutscht, noch geschockt von der Diagnose, nur ein »Aber die Freibäder haben doch gerade erst wieder aufgemacht« heraus.

620 m

Rechts, links, rechts, links, sie will sich nicht die Brust auf- und die Lymphknoten aus dem Arm schneiden lassen, der linke Arm zieht jetzt schon so schwach, rechts, links, sie will nicht Markierungen auf ihrem Oberkörper für die Bestrahlung geklebt bekommen, mit denen sie nicht einmal in die Badewanne darf, geschweige denn ins Freibad, rechts, links, sie will nicht wochenlang, nein monatelang auf das Schwimmen verzichten, aber Marker eintätowieren zu lassen klingt noch schlimmer, rechts, ein Fuß kommt in Sicht, links, Mist, verschluckt. Hustend hält sie einen Moment am Beckenrand inne. Ach, scheiß auf den Vierer-Zug. Es gibt nichts zu erreichen und nichts zu tun, nur weiter, immer weiter. Bis ans Ende der Bahn und wieder zurück, ans andere Ende. Die Bahnen, sie zählt lieber die Bahnen. Bahnen ziehen, Bahnen zählen. Immer weiter, immer weiter. Bis man sich verzählt. Eins …

1.304 m

Das ist doch ein komischer Sport, sagte Bernhard mal, als sie sich noch nicht gut kannten. Wenn man neben dem Becken herlaufen würde, wäre man doch schneller.

Stimmt, hatte sie gesagt. Zweiundfünfzig. Stimmt ja auch. Aber darum geht es nicht. Dann schaltete Bernhard den Fernseher ein, um das erste Formel-1-Rennen in Bahrain zu schauen. Aus nicht mehr nachvollziehbaren Gründen hat sie ihn später trotzdem geheiratet. Dreiundfünfzig. Mal eine Bahn tauchen, dem Gehirn würde weniger Sauerstoff gut tun. Dann denkt es weniger.

1.560 m

Bernhard, was für ein altertümlicher Name, sagte ihre Mutter in den ersten Jahren immer. Nicht zeitgemäß, würde von-von Blunck sagen. Geregelte Arbeitszeiten, nicht zeitgemäß, Weihnachtsgeld, nicht zeitgemäß, betriebliche Altersvorsorge, nicht zeitgemäß, Frauen in Führungspositionen, nicht zeitgemäß. Zumindest nicht bei der von-von Blunck GmbH.

1.716 m

»Wir wären fast zusammengestoßen«, prustet der Mann, der laut der Beschriftung seines Schwimmbretts Matze-TSG heißt, als sie sich an der Wende die Brille richtet. »Ich habe dich erst im letzten Moment gesehen.« So gehen Männer mit ihren Fehlern um, schreit sie ihn an, aber nur in Gedanken. Wir wären fast zusammengestoßen! Statt: Ich wäre fast in Sie reingerauscht, weil ich eine derart schlechte Wasserlage habe, dass ich mich voll und ganz darauf konzentrieren muss, nicht abzusaufen und dabei nicht nach vorne schauen kann und deshalb nicht gesehen habe, dass sich da eine Person rücksichtsvoll in die äußerste Ecke der Bahn quetscht, um niemandem im Weg zu sein! Stattdessen lächelt sie Matze-TSG freundlich an, gibt einen Glueckslaut von sich, den er als Zustimmung werten kann. So gehen Frauen mit Fehlern von Männern um, denkt sie und prügelt weiter auf das Wasser ein, rechts, links, immer weiter.

1.995 m

Krebs jetzt also. Was für ein Scheiß. Eine Mutter hat sie schon beerdigt, weggefressen von Metastasen in allen erdenklich wichtigen Organen. Einen Vater hat sie schon beerdigt, denn selbst an Prostatakrebs kann man sterben. Dabei sind die Ärzte da auch immer so zuversichtlich. Ein gänzlich unwillkommener Gedanke. Lieber noch eine Bahn tauchen.

2.003 m

Um die Wut irgendwie loszuwerden, schwimmt sie eine Bahn mit geballten Fäusten und dann wieder normal. Was ihre Handflächen doch für formidable Baggerschaufeln sind! Der Sadhu in der Thar-Wüste, der selbst nichts brauchte zum Leben, wollte ihr ein Geschenk mitgeben. Ein spirituelles Geschenk. Vielleicht ahnte er etwas von den Flitterwochen, jedenfalls betrachtete er lange ihre Hände. Du hast große Hände, sagte er schließlich, du wirst etwas Großes erschaffen mit deinen großen Händen. Behauptete zumindest der Übersetzer. Shukria, erwiderte sie ehrfürchtig, aber der Übersetzer schüttelte den Kopf, der Sadhu spricht kein Urdu, er lebt in einer anderen Welt. Später war sie von der Begegnung weniger beeindruckt. Vielmehr war es ihr erschienen, dass der weltabgewandte Sadhu noch nie zuvor einem 1,82 Meter langen Frauenkörper gegenüber gestanden hatte, der noch dazu um die 87 Kilo auf die Waage brachte. Etwas Großes schaffen, ha! Daran hätte von-von Blunck seine Freude gehabt.

2.005 m

»You are a strong woman«, flüsterte ihr der Kollege nach dem Fauxpas beim Kongress in London aufmunternd zu, was ihre Ohren in *Ich will auf gar keinen Fall mit dir schlafen* übersetzten. Aber da hatten sich die Ohren doch ein bisschen verhört.

2.014 m

Dieser große, starke Körper. Wie hat sie ihn sich früher anders gewünscht, schlanker und zierlicher und weiblicher, einfach insgesamt schöner. Und jetzt lässt er sie so im Stich.

2.020 m

Während Arme und Beine weiter im Takt schlagen, rechts, links, dreht sie sich in einer fließenden Bewegung von der Bauch- in die Rückenlage, um einen Blick auf die Digitalanzeige zu werfen. Zwanzig nach zwölf, sie liegt gut in der Zeit. Weiter.

2.025 m

Sie weiß, dass ihr Körper im Wasser eine Eleganz erreicht, die ihm an Land fehlt und schon wieder dieser Fuß, ach, Matze-TSG ist das, dem wird sie es zeigen. Sie setzt zum Sprint an. Wie herrlich sich das anfühlt. Von außen betrachtet macht die Temposteigerung bestimmt nicht viel her, aber in ihr drin: Lipizzaner im Galopp. Sie hält auf die Wende zu, trifft die Wand perfekt und nimmt die Schwungkraft ihrer Rollwende mit in die neue Bahn. Schafft einen Tauchzug bis zur 15-Meter-Markierung und ist schon wieder fast am anderen Ende angelangt, während Matze-TSG noch dämlich auf seiner Smartwatch herumdrückt.

2.146 m

Jetzt soll sie also sterben, mit 43. Hätte sie den Brustkrebs mit Mitte 30 bekommen, hätte alles auf eine verquere Art und Weise Sinn ergeben, zumindest, dass es mit dem Kinderkriegen partout nicht klappen wollte. Aber jetzt sind die Kinder da und noch so klein, verdammt! Immer diese elende Ausdauer, die es zum Leben braucht. Dafür, Karriere zu machen. Kinder zu bekommen. Bernhard endlich loszuwerden. Jetzt dafür, dass die Kinder nicht nur eine gute, sondern überhaupt eine Mutter haben. Noch eine Bahn tauchen.

2.265 m

Sie hat die Kinder genommen, und Bernhard: Biggi und Paolo, die Meerschweinchen der Kinder. Jeder im Rahmen seiner Möglichkeiten, denkt sie und kann sich ein gehässiges Grinsen nicht verkneifen. Wobei es auch die Tiere nicht leicht mit Bernhard haben: Biggi ist schon Version 3.0 und Paolo inzwischen eine Paola, was die Kinder niemals wissen dürfen. Aber sie sehen sich ja nur alle zwei Wochen, die Kinder, Biggi und Paolo. Und Bernhard. Rechts, links und atmen.

2.300 m

Was denn der Benefit von Gleichberechtigung sei, fragte Lindermann sie einmal im Strategie-Meeting, als er gerade erst zum Senior aufgestiegen war, die kleine Pissnelke. Sie hatte ihn wortlos angestarrt, weil sie alle Kraft aufbringen musste, ihm nicht ins Gesicht zu schlagen. Und jetzt ist er ihr Vorgesetzter, mit 28. Als sie von-von Blunck zur Rede stellte, wieso er den Grünschnabel befördert und sie mal wieder übergeht, zuckte er nur mit den Achseln und sagte, dass der Kollege eben stets die Extra-Meile ginge, also übersetzt gesagt nicht Feierabend macht, wenn die Kita schließt. Aber sie hat sich dafür gerächt. Oh ja, sie hat sich richtig gut gerächt an von-von Blunck, rechts, links. Und atmen. Der Benefit vom Tumor ist, dass sie die Flachpfeifen auf der Arbeit eine Weile nicht sehen muss.

2.455 m

Und dann ihr bescheuerter Frauenarzt. Sehen Sie es doch mal positiv, hat der ernsthaft beim letzten Termin frohlockt. Wenn die Sie jetzt vorzeitig ins Klimakterium versetzen, erledigt sich die Endometriose vielleicht gleich mit. Ja, echt super: Vielleicht. Ein echter Benefit. Tauchen, SOFORT!

2.552 m

Sehr geehrter Herr von Blunck, diktiert es im Kopf, da ich mich auf unbestimmte Dauer krankmelden muss und wir uns deshalb leider, leider eine Weile nicht sehen werden, möchte ich auf diesem Wege eine Sache klären, die mich schon lange beschäftigt: Sicher fragen Sie sich, wer Ihnen nach der letzten Weihnachtsfeier den Aufkleber des Ihnen so verhassten »Underdog-Vereins« FC St. Pauli auf das Heck Ihres Teslas geklebt hat und – oh nein, Matze-TSG ist mit Flossen und Schnorchel bewaffnet im Anmarsch …

2.625 m

Hallo Bernhard, diktiert es weiter im Kopf, ruf mich bitte mal an. Wir müssen etwas Wichtiges besprechen. PS: Und vergiss nicht, dass Biggi und Paolo täglich frisches Wasser brauchen! Bei Fressnapf Altona gibt es aktuell keine Schwarz-Braun-Gescheckten mehr!

2.680 m

Lieber Herr von Blunck, ich frage mich das nämlich auch ständig, da ich dem oder der Täterin zu diesem genialen Einfall gratulieren möchte. Was haben Sie getobt, es war eine Freude. Aber wo wir gerade dabei sind: Von mir haben Sie den Ihnen ebenfalls so verhassten Spitznamen, und ich meine jetzt nicht »Montblunck« oder »Flunkibluncki«, sondern *den* Spitznamen, den inzwischen wirklich die gesamte Belegschaft benutzt sowie auch einige Geschäftspartner …

2.700 m

Genug jetzt, nur noch ein paar Bahnen ausschwimmen. Sie dreht sich auf den Rücken, gönnt Armen und Beinen eine Pause und zieht ihre vier müden Tentakel wie eine Qualle hinter sich her. Matze-TSG, der den Tempowechsel nicht mitbekommen hat, produziert fast den nächsten Auffahrunfall. Egal. Herrlich, sich so treiben zu lassen. Es gibt nichts zu erreichen und nichts zu tun, nur die trägen, kreisenden Bewegungen der Arme und Beine. An diesem Punkt möchte sie das Wasser nie verlassen, zögert den Abschied immer weiter hinaus. Heute erst recht. Na gut, noch eine Bahn, zum Abschied. Gar nicht so schlecht heute, das Wasser. Angenehm kühl, guter Griff. Lässt sich ordentlich wegschaufeln. Und auf der Haut fühlt es sich an wie die Satinbettwäsche, in der sie und Bernhard früher ganze Wochenenden zugebracht haben, bevor es die Kinder gab. Na gut, eine Bahn noch. Rechts, links, egal.

3.000 m

Ah, wie schön.

Jetzt kommt an diesem trüben Tag doch die Sonne raus und schickt Strobo-Licht Richtung Grund, wo Vera mit Froschbeinen noch eine Bahn taucht. Sie fühlt sich, als sei sie in ein Gemälde von David Hockney gefallen. Dagegen kommt selbst die Diagnose nicht an. *A Bigger Splash*, oder nein, *Portrait of an Artist*, Millionen wert, unbezahlbar, aber hier umsonst, also abgesehen von den 3,70 € für den Eintritt.

Ihre Laune hebt sich, trotz allem.

Wie könnte sie auch nicht? Alles um sie herum glitzert! So sieht Zuversicht aus, du Scheiß-Arzt! Sie hat versucht, ihm zu erklären, weshalb sie als Erstes ans Freibad denken musste, nachdem er ihr eröffnet hatte, dass da ein Tumor aus ihr herausgeschnitten werden muss. Aber wieso sie so gern schwimmen geht, wieso es richtig weh tut, wochen-, monatelang darauf verzichten zu müssen, das hat er nicht verstanden.

»Ist das nicht furchtbar langweilig, immer nur die Kacheln zu zählen?«

Echt mal, dieser Arzt ist fast so bräsig wie Bernhard. Und von dem soll sie sich aufschneiden lassen? Nein danke. Wie kann der nicht kapieren, wie befreiend es ist, schwerelos zu sein. Wie beglückend, Auftrieb zu haben. Wie friedlich, die Stille unter Wasser zu genießen. Nicht erreichbar zu sein für die von-von Bluncks und Lindermanns dieser Welt. Vielleicht hat der Arzt auch einfach kein Leben, von dem er ab und zu mal abtauchen muss, und keine – Moment mal, so spät schon? Ich muss los!

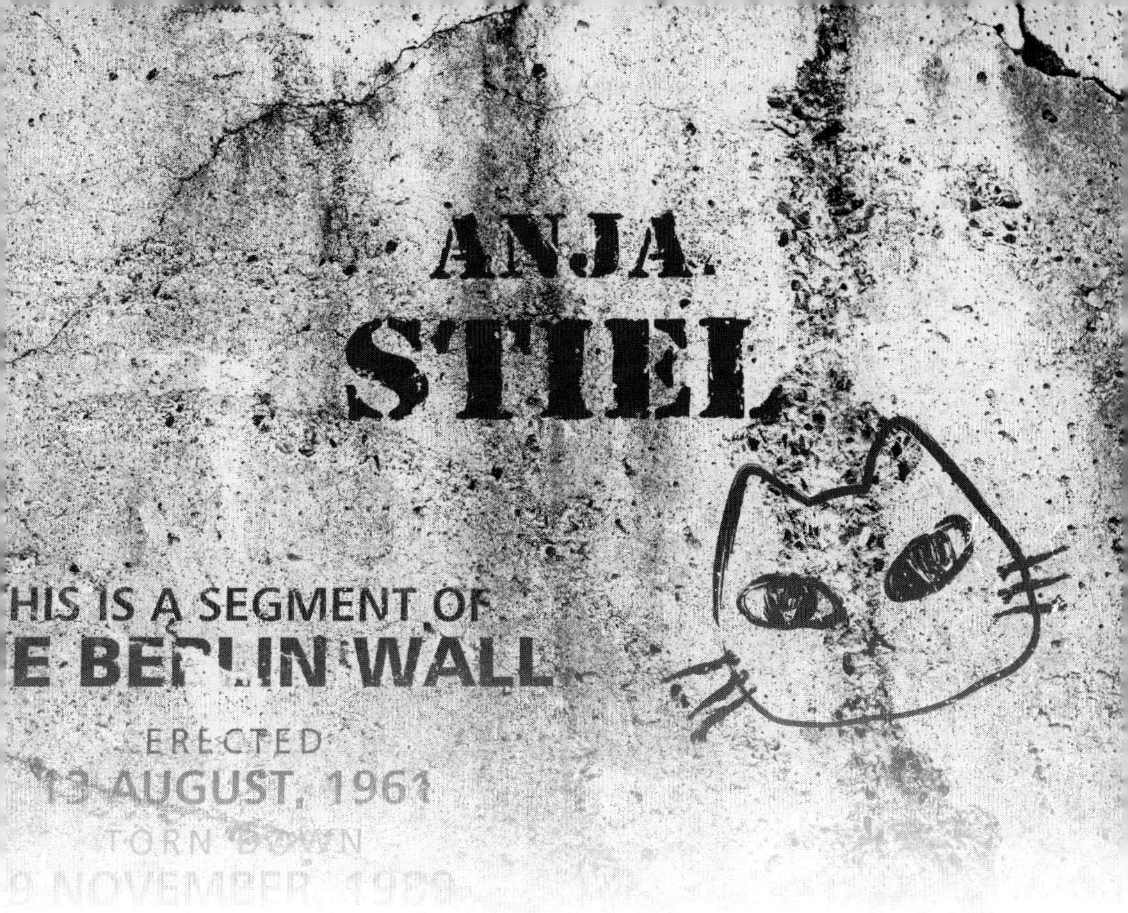
ANJA
STIEL
HIS IS A SEGMENT OF
ERECTED
13 AUGUST, 1961
TORN DOWN
9 NOVEMBER, 1989

ANJA STIEL (1976) lebt nach zwei gescheiterten Fluchtversuchen wieder in Köln. Als Ausgleich zum Stadtleben arbeitet sie sonntags in einem Bestattungswald in der Eifel. Ihre Texte kommen oft leichtfüßig oder poetisch daher, haben aber immer eine politische Note und möchten einen neuen Blickwinkel auf gesellschaftliche Themen bieten.

Durch die Anregung im BKS-Studium schreibt sie nun auch mit Gruppen in der Erwachsenenbildung. Hier erlebt sie, wie schnell Menschen durch ihr kreatives Potential zu mehr Selbstwert und Stolz finden. Und so ist kreatives Schreiben neben dem Tangotanzen für sie ein weiterer ungewöhnlicher Ansatz, Menschen in ihrem So-Sein zu stärken.

DAS DAMALS IN MIR

ERZÄHLUNG

Martha

Ob sie sich immer noch in der Nachkriegszeit befand, war ihr nicht so ganz klar. Wann ist denn eine Nachkriegszeit zu Ende? Kann man das überhaupt schon feststellen, solange der nächste Krieg noch nicht angefangen hatte? Dann könnte man nämlich die Zeit zwischen dem einen und dem nächsten Krieg ausrechnen, diesen Zeitraum durch zwei teilen und dann wüsste man, ob man noch in der Nachkriegszeit oder in der Vorkriegszeit wäre. Gott sei Dank war der nächste Krieg aber noch nicht ausgebrochen, vermutete sie zumindest. Sie war sich nicht mehr so ganz sicher, ob sie einen Krieg noch erkennen würde. Vielleicht gäbe es ja auch schon andere Formen von Krieg, jetzt im Zeitalter der Digitalisierung? Panzer und Soldaten und Bomber waren jedenfalls nicht zu sehen. Nicht in ihrem Land, nicht auf ihrem Kontinent … naja, also wenn man ganz großzügig guckte, dann jedenfalls nicht.

Aber sie befand sich noch in der Nachkriegszeit, jedenfalls ihr Körper und ihre Zellen. Und das kollektive Bewusstsein auch irgendwie.

Gestern kam sie von einer Aufstellung. Ganz klassisch nach Hellinger. Die Leiterin war Urte aus den Niederlanden und sie bemerkte nur:

»Das ist typisch für Aufstellungen in Deutschland. Um den zweiten Weltkrieg kommt man nie herum«.

Tatsächlich wurde die Aufstellung erst klar, als sie einen Offizier von der nationalsozialistischen Armee hineinstellten. Dann klärte sich das Bild. Oder viel eher, dann wurde es verständlich. Dann hatte alles wieder seine Logik und das, was vorher unverständlich war, konnte man verstehen. Wenn es da überhaupt etwas zu verstehen gab.

Urte

Urte war eine erfahrene und langjährige Aufstellerin. Sie liebte diese Arbeit und zog schon seit Jahren durch die verschiedenen Länder Europas. Dabei hatte sie festgestellt, dass jedes Land und auch jede Zeit seine besonderen Eigenarten hatte. Jetzt waren wir schon weit im 21. Jahrhundert und wenn sie es mit dem verglich, was noch vor 50 Jahren möglich war, dann war sie froh, dass sie das alles noch mitbekam. Ihr Lebensalter beinhaltete mindestens drei Generationen. Sie war schon 85 Jahre alt und hatte die Zeit direkt nach dem Krieg mitbekommen und dann auch die Zeit der Wirtschaftswunder und dann die 70er-Jahre und in den 80ern den Kalten Krieg, in den 90ern die Wiedervereinigung und dann das neue Jahrtausend. In dem sie nun waren. Jetzt wurde ausgepackt. So kam es auch ihr vor. Nie waren in den Aufstellungen so schonungslose Aufdeckungen vorhanden wie jetzt. Nie hatte sie so viel Leid und Mut erlebt wie heute. Die Kriegsenkel waren in der vollen Kraft ihres Lebens und packten aus. Endlich hatten die Menschen so viel Frieden erlebt, dass sie sich an die alten Wunden des Krieges heranwagen konnten. Oder auch mussten, denn die Ratlosigkeit war groß.

Martha

»Kommt es dir auch manchmal so vor, als ob du von etwas beschwert bist, das gar nicht zu dir gehört? Etwas, das in deinem Leben gar nicht vorgekommen ist, du aber trotzdem mit dir herumschleppst und einen dunklen Schatten auf alles wirft, obwohl die Sonne scheint? Oder besser: Es taucht alles in ein leichtes Grau. So, dass die Farben gar nicht leuchten können. Verstehen tue ich das nicht, aber ich stelle es fest«,

fragte Martha ihre Freundin Anne und nippte an ihrem Tee, der aber noch zu heiß war, um ihn wirklich zu trinken.

»Wie meinst du das? Etwas, das gar nicht in deinem Leben passiert ist? Meinst du in deinem Leben davor oder wie?«

»Letztens hat mir Urte ein Buch zum Thema Kriegsenkel gegeben und darin habe ich etwas sehr Interessantes zum Thema Trauma gelesen. Die kann man erben. Und dann gibt es Katastrophen, die du mit dir herumschleppst, die eigentlich deine Oma erlebt hat. Aber weil die das Thema nicht aufgelöst hat, geht es auf die nächste Generation über und dann immer so weiter. Bis endlich mal das Thema ausgepackt wird.«

»Hm, ich weiß nicht so genau. Ich weiß ja auch nicht mal genau, was mir alles so passiert ist. Wie soll ich da unterscheiden, ob ich was mit mir rumtrage, das in meinem Leben geschehen ist oder eben in dem meiner Oma?« Anne nahm sich einen Keks. Martha pustete in ihren Tee.

Am Nachmittag bei Urte war das Thema Kriegsenkel auch aufgekommen. Es gab Bücher und Tagungen dazu und wenn Martha sich in den Stoff hineinlas, wurde sie vor allen Dingen sauer. Sauer auf ihre Mutter, dass sie sich nicht selber um den ganzen Scheiß gekümmert hat und wahlweise auch sauer auf ihre Oma, die ja schließlich mit der Weitergabe dieses ganzen Krams begonnen hatte. Das war ungerecht, das wusste sie. Aber manchmal wusste sie sich einfach nicht zu helfen. Was lebte da in ihr, was ihr so Angst machte und sie manchmal lähmte und sooo oft in die Aktivität trieb, bis sie vor Erschöpfung zusammenbrach? Waren das die Alpträume ihres Opas, die in ihren Träumen schwangen, oder die vielen ungezählten Geschichten, die die Frauen erlebt haben, als »der Russe kam«?

Sie wusste nur eins: Sie wollte ihre Lebendigkeit zurück. Sie wollte nicht in vorgefertigten Reihenhäusern ein vorgefertigtes Leben leben, aus dem man höchstens zum 50. Geburtstag einmal aus der Reihe tanzt. Und sie wollte nicht das Gegenteil von all dem leben – sie wollte *sich* leben.

Paul war eingeschlafen. Er hatte sogar ein Lächeln auf dem Gesicht gehabt, obwohl sein letzter Weg alles andere als einfach war. Er konnte das Leben nicht loslassen. Auch wenn er zum Schluss nur noch ein Hauch seiner selbst war. Die Menschen um ihn herum gaben ihm in seinen letzten Tagen immer wieder die Erlaubnis zu gehen. Sie waren einverstanden und dankbar, ihn in ihrem Leben gehabt zu haben. An seiner Seite zu lachen, zu laufen, zu toben, zu streiten, zu lieben und fünf gerade sein zu lassen oder die Dinge eben ganz genau verstehen zu wollen. Paul zu kennen, war ein wahrer Schatz.

Paul war ein Mann, der weinen konnte. Über sich, über das, was ihm zugestoßen war und über das, was deshalb nicht sein konnte. Obwohl er schon 89 Jahre alt war, traute er sich das. Er traute es sich, obwohl er ein gestandener Mann war, diese Tränen fließen zu lassen und diesen Schmerz in seinem Herzen zu fühlen und diese Schwere zuzulassen, um das zu würdigen, was auch wahr war. Manchmal lachte und weinte er gleichzeitig und die Träne aus seinem rechten Auge war für die Erleichterung und die Träne aus seinem linken Augen war für die Trauer.

Das war nicht immer so gewesen. Nachdem er mit 22 Jahren aus der Gefangenschaft zurückgekehrt war, war er versteinert. Atmen ging noch, aber nur ganz flach. Essen ging auch wieder, aber nur ganz wenig. Laufen ging immer besser, aber erst nur kurze Strecken. Lachen ging gar nicht mehr und Weinen noch viel weniger. So überlebte er viele Jahre, wie er auch den Krieg überlebt hatte. Das Grau, das Martha kannte, war für ihn ein Schwarz gewesen, das sich nicht nur über die Dinge legte, sondern in jeden Winkel seines Lebens kroch. Ein Ruhrgebiet im Herzen.

Vielleicht war das der Grund, warum er sich Untertage so wohl fühlte. Dort bemerkte er das Schwarz nicht, das sich über die Dinge legte. Hier war alles schwarz und dunkel. Hier hatte er seine Kumpels, seine Aufgabe, seinen Rhythmus und eine neue Identität. Ein Kumpel zu sein, hatte viel von dem, was er als Soldat kennengelernt hatte, aber einen viel besseren Ruf. Er genoss die Gemeinschaft und Solidarität untereinander. Den Zusammenhalt und den Stolz, einer der Kumpels zu sein. Auch wenn die Arbeit hart und dreckig war. Wenn sie wieder aus dem Schacht hinauf fuhren und sich zusammen umkleideten, waren sie müde. Und das war gut, denn dann konnten sie schlafen. Er vermutete, dass er nicht der einzige war, dem das immer noch schwerfiel. Auch 20 Jahre nach Kriegsende. Manche Szenen endeten einfach nie.

In einem Frühling geschah etwas, das ihn aus der Bahn warf. Etwas Unerwartetes und schrecklich Vertrautes. Sein Kumpel Franz kam nicht mehr übertage. Er wurde verschüttet.

Franz' Tod holte all die dunklen Erinnerungen in Paul ans Tageslicht. So als ob sie gestern gewesen wären. Diese sollten aber mit aller Macht verschüttet bleiben! Fest eingesperrt in seinen inneren tiefen Schächten, wo sie für immer eingeschlossen bleiben sollten.

Aber es gelang ihm nicht. Vor allem dann nicht, wenn sich Urtes Hand leicht auf seine legte und ihr Blick ihn sanft umfing, ihn einlud, sich festzuhalten in dieser Sanftheit, um gewiss zu sein, dass es neben dem Abgrund in ihm eine Realität gab, die liebevoll und lebenswert war.

Wenn Urtes Hand auf seiner ruhte, passierten zwei Dinge gleichzeitig. Er wurde ruhig und aufgewühlt. Mit der Zeit traute er sich immer mehr heran an die dunklen Schatten, die in sein Leben gekrochen waren. In minikleinen Bewegungen brachte er Licht in die dunklen Erinnerungen, um sie auszuatmen. Urtes Hand war der Anker, der ihn ans Ausatmen erinnerte. Ans Hier und Jetzt und daran, dass es vorbei war. Dass es schon seit 20 Jahren vorbei war und dass auch er es schaffen würde, sich von diesem Schwarz zu lösen. Langsam. Sehr langsam. Und auch nur, wenn Urtes Hand auf seiner ruhte.

So wuchsen sie beide zusammen und begleiteten sich durch das Leben nach dem Krieg und beide waren willens, dass es Leben war und kein Überleben. Er lernte wieder zu weinen. Die Tränen, die in Strömen flossen, waren ebenso erlaubt wie die Schluchzer, die sie begleiteten. Er hatte gelernt, dass sie vorbeigehen, und er hatte gelernt, keine Angst mehr davor zu haben, für immer in ihnen zu versinken.

Mit dem Weinen kam auch das Lachen zurück. Erst zaghaft und leise und über die Jahre immer herzhafter und tiefer und lebendiger.

So hatte Martha ihn kennengelernt. Aus voller Kehle lachend, inmitten einer Gruppe von Leuten, die alle irgendwie nicht zusammenpassten, aber auf wundersame Weise zusammengehörten.

Warum sie in Kontakt gekommen waren, wussten beide nicht mehr, aber dass es ein Glücksfall war, darin waren sie sich einig.

Martha konnte sich keine besseren Wahleltern vorstellen als Urte und Paul. Wie sie durch ihr Leben gingen, so unbedarft und ungestüm und doch mit so viel Tiefe, beeindruckte sie. So wie sie Pauls Lachen liebte, bewunderte sie seine Tränen. Wenn er weinen musste, konnte sie nicht wegschauen. Es war, als ob sie sich ein Beispiel nehmen wollte, als ob sie sich abgucken wollte, wie das ging, das Fühlen, das Durchfühlen. Und auch, dass es ein Ende hat.

Sie hatte sich bisher noch nicht getraut, ihre Tränen fließen zu lassen. Zu tief war ihre Angst vor dem Abgrund, in den sie stürzen würde, zu tief war ihre Verunsicherung darüber, was sie dort erwartete, und zu tief war ihre Angst, nie wieder aus diesem Tal zurückkehren zu können.

Und dann starb Paul.

Der Mantel der Trauer legte sich über sie. Er beschwerte und schützte gleichzeitig. Sie fiel ganz hinein in ihre Trauer, und zu ihrer Überraschung war das tröstlich. Ihr linkes Auge weinte.

Paul, ihr Wahlvater, der einfach für sie da gewesen war. Urtes Hand legte sich auf ihre. Sie blickte auf und atmete tief. Ihr rechtes Auge weinte auch.

DER BAUM
POETISCHE BETRACHTUNG

Ich bin schon mehr als 500 Jahre hier und heute bin ich müde und durstig. Meine Blätter sind schwerer als gestern und obwohl – oder weil – die Sonne so brennt, hängen sie schwer herunter.

Ich bin krank und schon so viele Sommer habe ich mein Blätterkleid zu früh verloren. Wenn meine Lungen langsam braun werden und immer weiter welken, schmerzt es. Ich spüre die Trennung, wenn ein Blatt hinunterfällt. Bei Sturm ist es fast nicht auszuhalten. Wären meine Wurzeln nicht so fest eingegraben, würde ich mich niederlegen wollen, um mich dem ewigen Tanz der Verwandlung hinzugeben.

•••

Ein leiser Windhauch kam auf und strich ihm tröstend durch die Krone.

Damalstränen

Augen regnen
Damalstränen
auf unbestellte Felder.
Nur die Hoffnung wächst.
Die Hoffnung wächst.

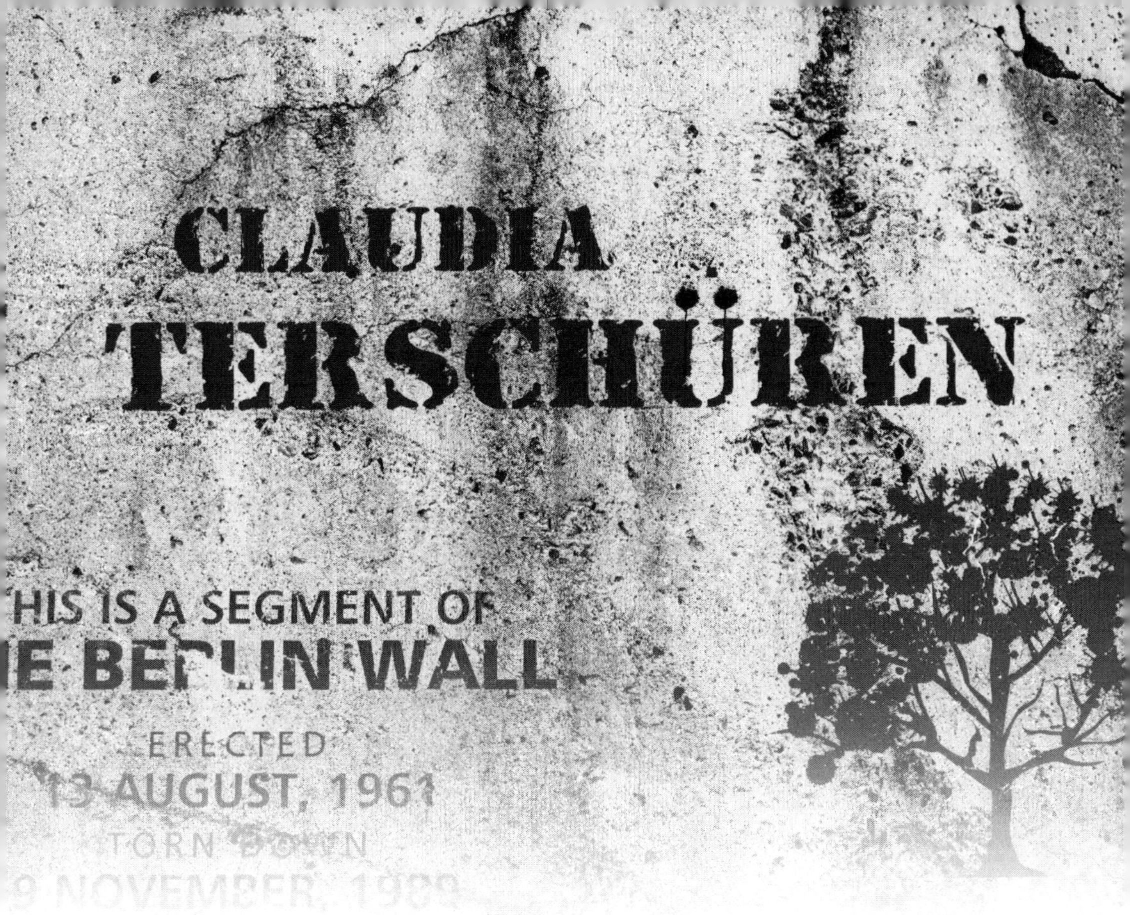

DR. CLAUDIA TERSCHÜREN (1969) studierte Biologie und im Anschluss Public Health in Ulm und Bremen, wo sie auch promovierte. Ihren beruflichen Werdegang setzte sie als Wissenschaftliche Mitarbeiterin in verschiedenen Projekten der Krebs-, Umwelt- und Versorgungsepidemiologie in Greifswald und in Bielefeld fort. Die wissenschaftliche Laufbahn führte die Epidemiologin nach Hamburg, wo sie an der HAW Hamburg im Department Gesundheitswissenschaften arbeitet.

Schreiben gehört zum wissenschaftlichen Handwerk, aber das kreative Schreiben ist Passion. In ihrer Freizeit schreibt sie gerne Kurzgeschichten und Gedichte. Mit dem Studium an der ASH soll das kreative Schreiben mehr Raum in ihrem Leben bekommen.

DIE ROTE LINIE

KURZGESCHICHTE

Er löste sich und fiel in die kreisrunde, kleine Öffnung an dem einen Ende des rechteckigen, flachen Plastikkästchens. Eins.

Sie drückte das durchsichtige Röhrchen erneut zusammen. Ein weiterer Tropfen bildete sich an der Spitze der Auslauftülle. Diese war in der Mitte der Kappe, mit der sie gemäß der Anleitung das Röhrchen verschlossen hatte. Der Tropfen löste sich und fiel ebenfalls in die runde Öffnung des weißen Kästchens, das sie darunter platziert hatte. Zwei.

Wieder ein leichtes Zusammendrücken des Röhrchens, in dem sich die Lösungsflüssigkeit befand, in der sie das Wattestäbchen des Selbsttests gedreht und abgestreift hatte. Der nächste Tropfen landete in der Öffnung und wurde aufgesogen. Drei.

Und noch einmal das Röhrchen mit den Fingern leicht zusammendrücken. Der letzte Rest der Flüssigkeit sammelte sich an der Spitze und tropfte in die Öffnung. Vier.

Wie in der Anleitung beschrieben. Im selben Augenblick veränderte sich die längliche Öffnung in dem Plastikkästchen, die am Rand mit »T« und »C« markiert war. Am Ende neben der runden Öffnung wurde das matte Weiß feuchtgrau. Die weiße Substanz saugte die Flüssigkeit auf. Die vier Tropfen reichten dafür aus, dass die Verfärbung über die Markierung »T« hinauslief und das »C« erreichte. Hier verfärbte sich das Grau sofort zu einem roten Querstreifen, als die Flüssigkeit weiter zum Ende der Öffnung lief. Die Kontrollsubstanz hatte wie vorgesehen reagiert. Das Ergebnis würde gültig sein. Und sie vielleicht entlarven.

Noch 15 Minuten, dann würde eine rote Linie am »T« anzeigen, dass der Test positiv war. Eine winzige rote Querlinie würde verraten, dass sie sich angesteckt hatte. Gebannt schaute sie zu, wie die Flüssigkeit am anderen Ende der länglichen Öffnung unter dem Rand aus Plastik verschwand. Sie startete die Stoppuhr in ihrem Smartphone.

Dann blickte sie auf. Auch die anderen beiden am Küchentisch hielten ein Röhrchen in der Hand und blickten hinunter auf ein weißes, flaches Plastikkästchen, das vor ihnen lag.

Sie hatten schon so häufig zusammen an diesem Tisch gefrühstückt, zu Mittag und zu Abend gegessen. Dieser Tisch war das Zentrum der Küche und die Küche war das Zentrum ihrer Wohngemeinschaft. Der Tisch aus Kiefernholz war auch jetzt im Zentrum, doch gerade hatte sie das Gefühl, dass er sie voneinander trennte, wie ein Bollwerk zwischen ihnen stand. Sie saßen so weit wie möglich voneinander entfernt, an den Kopfenden und eine an der Seite, um den montäglichen WG-Test zu machen. Den hatten sie vereinbart, damit Taina auf keinen Fall die pflegebedürftigen Senioren und Patientinnen im Heim anstecken würde, in dem sie jobbte.

Und an diesem Montag zogen sich die 15 Minuten dieses neuen WG-Pandemie-Rituals für sie besonders quälend in die Länge. Keine von ihnen sprach. Die Nachrichten aus dem Radio füllten die Stille. Die Sprecherin beherrschte perfekt die medizinischen Fachbegriffe. Diese Wörter hatte sie selbst zuvor nie gehört. Diese Wörter wollte sie auch gar nicht kennen oder lernen. Dabei liebte sie es, neue Sprachen zu lernen. Seit diesem Wintersemester studierte sie Skandinavistik. Deshalb passte sie so gut in die WG. Ihre Mitbewohnerin Taina war für zwei Semester aus Finnland gekommen und studierte Ethnologie. Sie hatten sich über das Programm »Sprachtandem« kennengelernt. Für andere mochten sich ihre Gespräche in einer Mischung aus Deutsch,

Finnisch, Schwedisch und Englisch verwirrend anhören, doch sie verstanden sich blendend. Vermutlich auch, weil sie eigentlich immer schon vorher wussten, was die andere sagen wollte. Die dritte in ihrer WG war Emily. Emily studierte Kulturwissenschaften. Sie mochten sich und konnten auch gut zusammen an ihrem WG-Tisch lernen.

Ein Glück, dass das so war. Denn kurz vor dem Ende des Semesters war die Pandemie ausgebrochen und wegen der ganzen Maßnahmen zur Eindämmung saßen sie in der Prüfungsphase gemeinsam in der Wohnung fest. Alles war plötzlich nur noch online: Uni, Freunde treffen, Streaming auf dem Sofa statt Kino. Als lebte man nur digital.

Sie schaute auf ihr Smartphone. Es zeigte, dass erst knappe drei Minuten vergangen waren. Noch war keine rote Linie am »T« erschienen – auch nicht leicht rosa oder so. Ihr entfuhr ein leiser, erleichterter Seufzer. Sie sah über den Tisch hinweg zu Taina, die ihren Blick auffing und daraufhin den Kopf schüttelte. Taina stupste mit ausgestrecktem Arm Emily an. Emily hob den Kopf und bemerkte die fragenden Blicke. Auch sie schüttelte den Kopf. Bei keiner von ihnen eine rote Linie am »T«.

Sie blickte auf die selbstgenähten Masken, die an der Garderobe zum Auslüften hingen. Jede von ihnen hatte einen Garderobenhaken. Jeweils mit einem Haken Abstand dazwischen. Die eigene Maske dort aufzuhängen, war das Erste, was sie machten, wenn sie in die Wohnung kamen. Sie hatten sich versprochen, diese Virenschleudern nirgendwo in der Wohnung herumliegen zu lassen.

Es erschien ihr immer noch alles so unwirklich. Draußen sah es aus wie vor der Pandemie. Die Bäume waren grün geworden, knallgelber Löwenzahn blühte zwischen den Gehwegplatten. Die Leute waren auf den Straßen unterwegs. Die Fernsehbilder von den Intensivstationen jedoch zeigten, dass nichts so war wie vorher. Und sie hatte eine Benachrichtigung bekommen, dass ein Seminar im Sommersemester nicht angeboten werden könne. Ein Professor hatte sich im Skiurlaub angesteckt, er war noch immer im Krankenhaus.

Sie fühlte sich durch ihre Maske vor der unsichtbaren Bedrohung ein wenig geschützt. Es hatte sogar Spaß gemacht, mit Taina und Emily

»Schnutenpullis« mit total verrückten Motiven zu nähen. Sie hatten sie über Ebay verkauft und so überraschenderweise etwas Geld verdient. Aber das Geld konnten sie noch immer nicht verfeiern oder beim Shoppen ausgeben, wie sie es sich ausgemalt hatten. Sie fühlte sich, als würde sie nicht mehr wirklich leben. Und sie vermisste Leon unendlich. Sich am Smartphone zu sehen, war null Ersatz.

Jetzt zeigte das Display ihres Smartphones, dass fünf Minuten vergangen waren. Noch keine zweite rote Linie.

Taina war richtig wütend geworden, als sie ihr im Vertrauen gesagt hatte, dass sie sich eingesperrt und ohne Leon gar nicht mehr richtig lebendig fühle.

»Im Altenheim«, fuhr Taina sie an, »leiden die alten Menschen wirklich unter den Maßnahmen! Ihre Kinder und Enkelkinder dürfen nicht mehr zu Besuch kommen. Und die allermeisten haben kein Handy.« Taina jobbte in einem Altenpflegeheim, um ihr Auslandsjahr zu finanzieren. »Stellt euch vor, wir haben ein Besuchsfenster eingerichtet. Die Heimbewohner sitzen drinnen vor der Fensterscheibe. Zu festgelegten Zeiten darf eine Tochter oder ein Sohn kommen und draußen vor der Scheibe sitzen. Ich halte es kaum aus zuzusehen, wenn sie wie im Film von beiden Seiten die Hände an die Scheibe halten.«

Taina könnte wegen einer Covid-Erkrankung ihren Job verlieren. Oder – schlimmer noch – sie könnte, ohne es zu wissen, Bewohnerinnen oder Pflegebedürftige anstecken. Darum hatten sie sich geschworen, dass sie nicht in die WG kommen würden, falls sie sich angesteckt haben könnten. Für sie selbst schien das Virus ja nicht so gefährlich zu sein.

Sie spürte ein leichtes Kratzen im Hals. Waren das erste Symptome? Sie hatte ihr Versprechen gebrochen. Am Wochenende war sie nach drei Wochen endlich wieder bei Leon gewesen. Sie hatte sich so nach ihm gesehnt, ihrer Zweisamkeit, doch Leon hatte unbedingt am Freitagabend auf die geheime Party gehen wollen.

»Es kommen nur ganz wenige! Nur die, die im Messenger-Verteiler sind, und die kennt mein Kumpel persönlich!«, hatte Leon argumentiert. »Man muss die Koordinaten haben, sonst findet man die Party im Wald gar nicht!«

»Ich weiß nicht. Es sind auch schon Jüngere schwer erkrankt. Du hast diesen Nils noch nie vorher erwähnt«, antwortete sie zögerlich. »Wir sehen uns doch so selten und an diesem Wochenende möchte ich dich lieber für mich allein!«, lockte sie.

»Ich fahre auf jeden Fall. Das lasse ich mir nicht entgehen. Ich muss endlich wieder mal feiern! Für uns ist das eh nicht gefährlich. Man merkt es kaum«, behauptete er.

Schließlich stimmte sie zu. »Wenn es zu voll wird, fahren wir zurück. Bitte. Du weißt, was wir uns in der WG versprochen haben.«

Auf einer Lichtung mitten im Wald ging es richtig ab. Es gab sogar ein Zeltdach für die Musikanlage. Bier und anderer Alkohol wurden an einigen Autos aus dem Kofferraum verkauft. Die Stimmung war mega. Überall waren tanzende Leute – ohne Maske, betrunken und vor allem zu viele! Sie wollte sofort wieder weg. Aber Leon nicht. Zu Fuß war es viel zu weit zur S-Bahn. Also war sie geblieben.

Sie hielt sich an Leon fest, als sie sich durch die Menge treiben ließen. Leon drückte sie an sich, küsste sie. Intensiv – es war als würde er ihr Lebensenergie einflößen. Sie fühlte sich danach inmitten der tanzenden Menge endlich wieder richtig lebendig. Irgendwann in den frühen Morgenstunden waren sie wieder in Leons Wohnung.

»Ich bestell' uns Pizza«, beschloss Leon, als sie am späten Vormittag wach wurden. Sie nickte und lachte: »Pizza als Katerfrühstück. Endlich ein Wochenende wie vor der Pandemie.«

Als sie am Sonntag zum Bahnhof musste, meinte Leon: »Sorry, ich hab' irgendwie echt voll die Kopfschmerzen. Ich bleib' lieber hier.« Er lachte: »Der Kater ist diesmal echt heftig – bin aus der Übung. Ich nehm' 'ne Ibu und leg' mich hin.«

»Schade, aber klar, ist o.k.«, log sie. Es war so schön gewesen, sie wollte nicht in letzter Minute alles verderben.

»Du Armer. Kurier' dich aus. Dein Chef lässt morgen früh einen Kater wohl kaum als Entschuldigung gelten!«, meinte sie zum Abschied. Sie küssten sich lange an der Wohnungstür – auf Vorrat. Als sie sich am Treppenabsatz umdrehte und Leon in der Wohnungstür stehen sah, fand sie, dass er richtig elend aussah. Sein Kopf hatte sich sehr warm angefühlt.

Der Zug war fast auf die Minute pünktlich angekommen. Als sie über den Bahnsteig zum Ausgang lief, meldete ihr Handy eine neue Nachricht. Leon schrieb: Hab' jetzt auch Halsschmerzen. Vielleicht war auf der Party jemand mit Corona, bei dem ich mich angesteckt hab'. Geht's dir gut?

Ihr Magen zog sich zusammen. Sie war fast wieder zuhause, in der WG und wusste nicht, ob sie das Virus mitbrachte. Aber wo sonst sollte sie hin?

Sie schloss die Tür auf, hängte ihre Maske an ihren Garderobenhaken. Die anderen Haken waren leer, Taina und Emily waren noch nicht zurück. Erleichtert ging sie in ihr Zimmer. Sie verkroch sich ins Bett und lauschte in ihren Körper. Das Atmen fiel ihr leicht, keine Kopfschmerzen, kein Halsweh. Aber jetzt, wie sie so dalag, fühlte sie sich total müde. »Das ist kein Wunder«, sagte sie laut zu sich selbst. »Schließlich haben wir höchstens zwei oder drei Stunden nach der Party geschlafen.« Mit dem Gedanken schlief sie ein.

Sie blickte wieder auf ihren Test-Kit, nur eine Linie. Sieben Minuten seit dem letzten Tropfen, zeigte das Display ihres Smartphones. Sie wusste genau, wie eine zweite rote Linie am »T« aussah. Es war nicht der erste Test, den sie heute machte. Sie ahnte, in der nächsten Minute würde der Test auf dem Tisch eine zweite rote Linie anzeigen. So war es heute früh um fünf jedenfalls gewesen, als sie plötzlich völlig verschwitzt aus dem Schlaf hochgeschreckt war und in ihrem Zimmer einen Test gemacht hatte. Das winzige Fünkchen Hoffnung in ihr, dass der erste Test heute früh fehlerhaft gewesen war, schrumpfte in sich zusammen. Ihr wurde heiß im Gesicht. Ob vom schlechten Gewissen oder schon vom Fieber, wusste sie nicht.

Und da war sie auch schon, die rote Linie am »T«. »Scheiße, ich bin positiv«, rutschte es ihr raus. Die beiden anderen blickten sofort von ihren Kästchen auf.

Sie setzte an, weiter zu sprechen: »Ich war bei Leon und ...« Zu mehr kam sie nicht. Taina und Emily riefen wie aus einem Mund: »So ein Mist! Los, geh' in dein Zimmer! Mach die Tür zu!«

»Ich mach' alle Fenster auf!«, sagte Emily zu Taina. Taina nickte und erklärte: »Ich habe eine große Flasche Desinfektionsmittel mitgebracht. Ich wische den Tisch ab.«

»Los, geh'!«, forderten beide nochmals, als sie langsam aufstand. Offenbar zu langsam. Sie wollten gar nicht wissen, wie sie sich angesteckt hatte. Sondern nur, dass sie als Virenschleuder mindestens hinter einer Tür verschwand.

Sie ging in ihr Zimmer, schloss die Tür und kroch zurück ins Bett. Sie fühlte sich hundsmiserabel. Sie hatte die vereinbarte rote Linie überschritten und verdiente nichts Besseres.

Wenig später rief Taina durch die geschlossene Tür: »Wir haben dir ein Müsli und Kaffee vor die Tür gestellt. Ist vermutlich gut, wenn du noch ein bisschen was isst, damit du dich besser gegen das Virus wehren kannst. Unsere Tests sind negativ!«

Sie konnte es kaum fassen – Erleichterung breitete sich in ihr aus, zusammen mit dem schlechten Gewissen.

Sie rief zurück: »Leon ist auch krank, er hat mir eine Nachricht geschickt. Es tut mir leid, ich wusste nicht, dass ich mich angesteckt habe.«

Das stimmte fast, fand sie, die Selbsttests waren ja nicht so genau. Es gab viele falsch-positive Tests, hatte sie gehört. Da fiel ihr ein, dass sie es jetzt unbedingt schaffen musste, ihren ersten Test von heute Nacht wegzuwerfen, ohne dass die beiden etwas merkten.

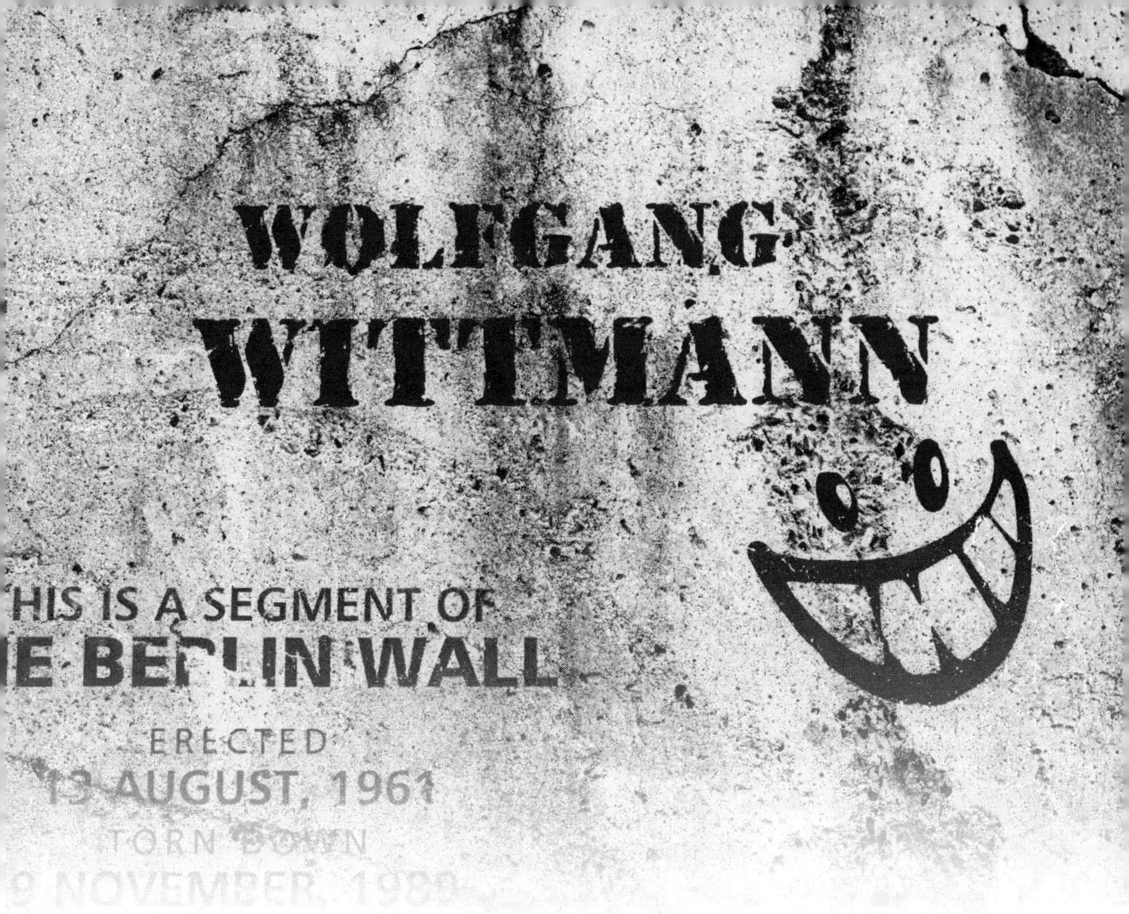

Wolfgang Wittmann (1970) wuchs in einer bayerischen Kleinstadt auf. In seiner Jugend zeigte ihm vor allem die Musik Wege, sich auszudrücken, später entdeckte er das Schreiben. Nach dem Studium in Regensburg und Dublin landete er in Ingolstadt, wo er heute als Lehrer arbeitet – ein vielseitiger Beruf, der ihn immer noch begeistert.

Sein großer Wunsch: Schreiben auf eine kreative Art, abseits genormter Aufsatzformen, sollte in der Schule mehr Raum bekommen. Deshalb bewarb er sich für den Studiengang BKS an der Alice Salomon Hochschule Berlin, den er als wunderbare Bereicherung empfand. Schreiben kann das Leben auf eine simple, aber faszinierende Art begleiten.

AN DER TANKSTELLE

ERZÄHLUNG

Ferrari, die klassische Marke, aber in Gelb. Chris geht einen Schritt zurück, das Ledertuch in der Hand: Die Felgen glänzen schwarz, die weiße Schrift auf dem Gummi leuchtet. Passt. Reifen bis zum Seitenspiegel hoch. Zum Abschluss kommt noch das Logo dran: schwarzes Pferd auf gelbem Hintergrund; die Buchstaben »S F« – er wollte schon immer mal nachfragen, was das eigentlich heißt.

Thomas nickt zufrieden, als er sein Auto begutachtet. Er streckt seine Hand mit den zehn Euro Trinkgeld aus, ohne Chris dabei richtig anzusehen. Dafür hat er keine Zeit. Neben ihm lächelt Sylvia, der er gerade lautstark erklärt, wie man diese Betriebe am besten führt. Zwanzig Tankstellen, davon zwei kurz vor der Autobahneinfahrt. Das macht so viele Angestellte, dass man gar nicht alle kennen kann. Immer von einem Laden zum nächsten. Da muss man sich auf die Filialleiter verlassen können. Sylvia hört zu. Eigentlich sei das seine Lieblingstanke, auch wenn der Umsatz am kleinsten ist. Aber es gibt ja noch andere Werte: der Blick auf die Wiesen hinter der Garage mit der Pferdekoppel. Sylvia mag Pferde und stimmt zu. Passt auch zum Ferrari. Jetzt sieht er Chris doch noch an. »Sauber poliert«, sagt er bewusst anerkennend und überlegt kurz, ob er noch etwas hinzufügen soll. Lässt es aber besser bleiben, schließlich ist er der Chef.

Chris beschränkt seinen Dank auf ein bescheidenes Kopfnicken, er will nicht stören. Außerdem sieht er gerade, dass der Mülleimer neben dem Werkstattlager überläuft. Das kommt nicht gut an beim Chef, hoffentlich hat er es noch nicht gesehen. Ein Glück, dass Sylvia da ist. Nach dem Abfallkorb geht er wieder nach drinnen. Flaschen und Dosen müssen aufgefüllt werden. Was die Leute so trinken … Iso-Sportgetränke, wie wenn sie den ganzen Tag joggend durch die Welt liefen. Dabei kommen hier alle mit dem Auto an – haha.

Die Tante hinter der Kasse mag er nicht. Ihren Namen kann er sich nicht merken, sie ist ja erst seit Kurzem hier, weil die Leiterin zurzeit nicht kommt. Aber ein hohes Tier an der Autobahn-Tanke ist sie, daher das Selbstbewusstsein, wie wenn sie auch hier die Chefin wäre.

Thomas war schlecht gelaunt vom Frühstück aufgestanden. Der morgendliche Blick auf die Aktien hatte seine Stimmung zerstört. Eines war klar: Ob der Tag gut anfängt oder schlecht, das hängt von den Aktien ab. Thomas liebt sie nicht, aber irgendwas muss man ja tun mit dem Geld.

Er weiß schon länger nicht, wie hoch sein Vermögen genau ist, dafür ist alles zu unübersichtlich geworden. Macht nichts. Er hat sich auf die Kurse zu konzentrieren. Eine falsche Handlung kann ihn teuer zu stehen kommen. Die Wirtschaftsseiten sind ein fester Bestandteil seines Alltagslebens. Dreimal am Tag zieht er das Handy und geht bewusst für eine halbe Stunde die wichtigsten Meldungen durch.

Danke Chris, das hast du wirklich schön gemacht. Chris weiß, dass er sich diesen Satz denken muss. Er legt die Zimtschnecke neben das Croissant und rutscht dafür den Muffin auf der Anrichte etwas nach oben. Gestern war ein Kunde da gewesen, der ihn gelobt hatte. Die Auslage beim Gebäck sehe immer so appetitlich aus. Geschickt sortiert von dem Kollegen, meinte er zur Ersatzleiterin und lächelte dabei kurz Chris an. Das sei ja auch sein Job, bemerkte diese lakonisch und lachte. Ja, bei ihnen würden die Angestellten gut gebrieft. Sie schob den Kassenzettel über den Tisch und setzte ihren Manager-Blick auf. Nachdem der Kunde den Tankstellenmarkt verlassen hatte, meinte sie zu Chris, er solle einmal genauer aufs Kühlregal schauen, Faxe und Panaché seien schon wieder alle.

Die zehn Euro fürs Autopolieren kann Chris gut brauchen. Schließlich will er heute im Park einen ausgeben: sein 28. Geburtstag. Mit den Freunden trifft er sich am liebsten im Park, hinter der großen Kastanie. Dort stehen zwei Sitzgruppen, jeweils ein länglicher Tisch mit Bänken. Im Sommer ist immer jemand von seinen Leuten hier, ab sechs. Sie spielen Karten und trinken ein Bier oder spielen Mühle und trinken Wein. Diese Kombi haben sie sich irgendwann einmal angewöhnt. Josef und Sigi nehmen manchmal auch ein Schachbuch mit und stellen mit den großen Figuren am Boden irgendwelche Partien nach. Helge hat meistens seinen kleinwüchsigen Hund dabei, den jeder mag, weil man keine Angst vor ihm haben muss. Der große Helge mit dem dürren Hündchen, das ist beinahe zu komisch. Vor allem wenn auch Sigi mit Hund kommt: ein langhaariger Collie. Wenn Chris und seine Leute nichts mehr zu reden haben, beobachten sie die beiden Tiere.

London. London sei ihm am liebsten, meint Thomas zu Sylvia, als er ihr den Autoschlüssel hinhält. In Mailand könne man zwar auch gut einkaufen, auch in Paris. Aber er fliegt am liebsten nach London. Hier kennt er sich auch am besten aus und findet gleich, was er braucht. Das funktioniert mit einer Übernachtung. Am Abend noch in den Pub auf ein Smithwick's und am nächsten Morgen zurück. Er zieht seine weiße Lederjacke aus, schlägt sie einmal ein und zwängt sich durch die Beifahrertür. Heute fährt Sylvia. Der Ferrari röhrt auf, als sie das Gas zum Spaß einmal durchdrückt, dann rollt er langsam los. Rechts auf die Straße, nochmal ein Röhren und weg sind sie.

Chris sieht dem Auto kurz nach, dann blickt er auf die Uhr. Fünf Minuten noch, dann ist seine Schicht zu Ende. Er wird gleich in den Supermarkt an der Grafenstraße gehen, ein paar Faxe-Dosen kaufen. In seiner Tanke sind sie ihm zu teuer. Außerdem gibt es dort zurzeit diesen italienischen Wein mit einem kleinen Werbegeschenk am Flaschenhals. Ein kurzer Bleistift mit Miniblock, »Il poeta« steht auf dem Etikett. Ja, Poet müsste man sein, dann würde vielleicht auch die Saskia öfter in den Park kommen. Eigentlich wollte sie heute an ihn denken. Schön wär's schon, gerade am Geburtstag.

Der Mond

Ich blick dem Mond in sein Gesicht
aus kühlem, glattem Silberlicht
und frag mich, hat in einer Nacht
auch er schon mal an mich gedacht?

Lässt sich besingen und bestaunen
hört die Verliebten Schwüre raunen
und bleibt stets ruhig dort oben stehn
während Jahrhunderte vergehn.

Wurde sein Mondherz je berührt?
Hat er mal ein Gefühl gespürt,
als ein Verzweifelter ihn rief?
Oder ist's so, dass er nur schlief,

während die Menschen sich belügen,
gegenseitig Leid zufügen,
über ihre Taten fluchen
und Sinn in diesem Chaos suchen?

Vielleicht erhoff' ich auch zu viel.
Wir spieln hier unser eignes Spiel –
ihm reicht es, dabei zuzusehn,
wie wir schon wieder irregehn.